专病中西医结合诊疗丛书

肛瘘的中西医结合治疗

杨 巍 仇 菲 主编

科 学 出 版 社

北 京

内 容 简 介

本书分为上、中、下三篇。上篇介绍肛瘘的概况、实用解剖、肛瘘常见症状、病因病机、诊断方法等;中篇重点介绍肛瘘肛周脓肿的诊断、鉴别诊断、影像超声内窥镜等辅助检查方法等;下篇主要介绍肛瘘的治疗,包括保守治疗、手术治疗、中医中药治疗,以及名中医的特色诊疗技术。

本书对肛瘘的中西医认识、预防、研究做了比较全面的梳理和阐述。一方面继承了传统中医的特色,发挥中医技术的优势;另一方面也融合了现代医学对疾病的认识及诊治规范,特别是现代化高科技的影像技术对肛瘘的诊疗所带来的跨越式帮助意义非凡。因此,本书集合了临床和研究的进展,糅合了传统和现代技术,集中西医于一体,内容详尽,论述全面,汲取各医家治疗肛瘘的宝贵经验,应用中医整体辨证论治的思想,紧密结合现代医学的理论精华,体现了中西医在肛瘘诊治方面的不断发展。

本书可供中医、中西医结合、西医的临床和科研工作者参考阅读。

图书在版编目(CIP)数据

肛瘘的中西医结合治疗 / 杨巍,仇菲主编. —北京:
科学出版社,2019.2
(专病中西医结合诊疗丛书)
ISBN 978 - 7 - 03 - 060506 - 1

Ⅰ. ①肛… Ⅱ. ①杨… ②仇… Ⅲ. ①肛瘘-中西医结合疗法 Ⅳ. ①R657.105

中国版本图书馆 CIP 数据核字(2019)第 020839 号

责任编辑:陆纯燕 / 责任校对:谭宏宇
责任印制:黄晓鸣 / 封面设计:殷 靓

科 学 出 版 社 出版
北京东黄城根北街 16 号
邮政编码:100717
http://www.sciencep.com

南京展望文化发展有限公司排版
广东虎彩云印刷有限公司印刷
科学出版社发行 各地新华书店经销

*

2019 年 2 月第 一 版   开本:787×1092 1/16
2025 年 3 月第十次印刷   印张:10 1/2 彩插:3
字数:247 000

定价:65.00 元
(如有印装质量问题,我社负责调换)

《肛瘘的中西医结合治疗》
编辑委员会

前言

　　肛瘘是一种古老的肛肠疾病,也是一种常见病、多发病。肛瘘形成的病因病理是肛肠疾病研究的难点之一,高位复杂性肛瘘的治疗更是医学工作者面临的难题之一。高位复杂性肛瘘的病灶深度大、范围广,其治疗难度极大,术后复发率高,并发症也多,是肛肠病领域的难治性疾病。目前,国内外普遍认为,对于高位复杂性肛瘘的手术治疗"不仅要注重临床疗效,更要注意肛门括约肌功能的保护"。临床上治疗肛瘘的手术方法众多,无不围绕着解决"切除瘘管与保护肛门功能"这一对矛盾而行。然而,对于肛瘘患者而言,术后肛门功能的完好与否直接影响到患者的生活质量;若治疗失当,其后遗症有时甚至超过肛瘘本身所带来的痛苦。因此,如何预防肛瘘的发生,如何治愈、控制肛瘘并减少其复发,以及如何指导患者带瘘生存等都是目前亟待解决的难题。

　　中医学强调整体观和辨证施治,传统中医在肛瘘的诊治方面有着独到的见解和方法。中医学认为肛瘘虽病于肛肠局部,但其发生、发展和变化均与脏腑功能的失调密切相关,其治疗当在局部辨证和全身辨证相结合的基础上,内治、外治并施,可获事半功倍之效。上海中医药大学附属曙光医院中医肛肠科是上海地区最早设立的肛肠专科,自1990年成立以来,在柏连松教授、杨巍教授两代带头人的不断努力、创新及经验总结下,创立了许多有特色的治疗新方法,并研制发明了许多新药,疗效显著,享誉于海内外,目前是上海历史最久、规模最大、患者人数最多的肛肠专科。杨巍教授是上海市名中医,中国著名中医肛肠临床专家之一,她的中西医理论基础扎实、临床经验丰富,桃李遍天下。本书由杨巍教授领衔,上海中医药大学附属曙光医院肛肠科和相关医疗技术部门中青年学者联合编写,具有理论和实践并重、传统和现代融合的特色。

　　多学科的诊治决策和个体化的治疗是现代医学发展的重要趋势,也是医学发展的基石之一。随着人类和医学对肛肠疾病认识的深入,临床工作对多学科的诊治和患者个体化治疗方案的需求发展迅速,影像诊断的跨越式进步对临床的贡献越来越大。肛肠科临床医生在多学科诊治的协助下,肛瘘的诊治技术越来越高,疗效越来越好。本书一方面立足于传统中医理论和辨证论治思想,继承、发挥传统中医技术的优势,汲取各家治疗肛瘘的宝贵经验,突出介绍中医药辨证论治,以及名中医的特色诊疗技术。另一方面结合放射、超声、内窥镜等现代先进技术,收集不同类型肛瘘的典型磁共振、超声、内窥镜影像,紧贴临床需要,由经验丰富的临床和影像学医师为读者分享大量的图像、图片和案例,反映了现代医学对肛瘘的认识和诊治规范,特别是体现了多学科诊治肛肠疾病的先进理念,体现了中西医在肛瘘诊治方面的不断发展。

　　本书集合了临床和研究的进展,糅合了传统和现代技术,集中西医于一体,对肛瘘病的中西医认识、预防和研究做了比较全面的梳理和阐述,全面介绍了肛瘘的循证医学概况、实用解剖、病因病机、诊治方法等。具有下列特色:① 强调了中医诊治的优势,② 引入了多学科诊治的新理念,③ 影像技术在诊治中充任了新角色,④ 着眼于盆底疾病的诊治新思路,⑤ 显示了中西医结合的独到视角。本书可供中医、中西医结合、西医的临床和科研工作者参考阅读。

　　我们衷心希望本书对结直肠外科专科医师、影像学医师,以及涉及本领域的其他医师有所帮助。由于我们的能力和水平有限,如有错误,恳请读者给予指正,帮助我们把将来的工作做得更好。

编　者

2018.4

肛瘘的中西医结合治疗

目录

前　言

上篇　肛瘘总论

第一章　肛瘘概述 ·· 2

第二章　肛瘘的循证医学 ·································· 6

第三章　肛管直肠的解剖 ·································· 12

第一节　肛管解剖 ·· 12

第二节　直肠的解剖 ······································ 13

第三节　肛管直肠周围的盆底肌 ················· 13

第四节　肛管直肠周围间隙 ························· 14

第五节　肛管直肠周围血管、淋巴和神经 ·· 15

第六节　肛管直肠的自制机制 ····················· 20

第四章　肛瘘的发病基础 ································ 24

第五章　中国历代医家对肛瘘的认识 ··········· 29

第一节　对肛瘘认识的历史沿革 ················· 29

第二节　肛瘘的病因病机 ···························· 32

第六章　肛瘘治疗的演变历程 ····················· 34

第一节　中医学治疗肛瘘 ···························· 34

第二节　国外治疗肛瘘历史沿革 ················· 37

中篇　肛周脓肿与肛瘘的诊断

第一章　肛周脓肿的诊断 ································ 42

第一节　肛周脓肿的病因病理 ····················· 42

第二节　肛周脓肿的分类 ···························· 44

第三节　肛周脓肿的临床表现 ····················· 45

第四节　肛周脓肿的中医辨证分型 ················· 46

第二章　肛瘘的诊断 ···················· 48

第一节　肛瘘的病因病理 ···················· 48

第二节　肛瘘的分类 ······················ 51

第三节　肛瘘的临床表现 ···················· 54

第四节　肛瘘的检查方法 ···················· 56

第五节　肛瘘的中医辨证分型 ·················· 59

第三章　肛瘘-肛周脓肿的鉴别诊断 ············· 61

第四章　特殊类型肛瘘的诊断 ················ 64

第一节　克罗恩病肛瘘 ····················· 64

第二节　结核性肛瘘 ······················ 65

第三节　直肠阴道瘘 ······················ 66

第四节　肛瘘癌变 ······················· 68

第五章　影像诊断与鉴别诊断 ················ 70

第一节　肛瘘磁共振诊断与鉴别诊断 ·············· 70

第二节　肛瘘的经直肠腔内超声检查和诊断 ··········· 79

第三节　肛瘘相关炎症性肠病的内镜诊断及鉴别诊断 ······ 85

下篇　肛门直肠周围脓肿与肛瘘的治疗

第一章　肛门直肠周围脓肿的治疗 ·············· 96

第一节　肛门直肠周围脓肿的传统治疗 ············· 96

第二节　肛门直肠周围脓肿的现代治疗 ············· 100

第二章　肛瘘的治疗 ···················· 105

第一节　肛瘘的传统治疗 ···················· 105

第二节　肛瘘的现代治疗 ···················· 107

第三章　肛瘘的手术方法 ·················· 110

第一节　肛瘘切开术 ······················ 110

第二节　肛瘘切除术 ······················ 112

第三节　肛瘘挂线术 ······················ 113

第四节　肛瘘对口切开旷置术 ·················· 116

第五节　肛瘘的药线脱管法 ··················· 118

第六节　肛瘘拖线术 ······················ 119

第七节　肛瘘栓术 ······················· 121

第八节　肛瘘的生物蛋白胶封堵术 ··············· 123

第九节　括约肌间瘘管结扎术(LIFT术)及改良LIFT术 ······ 125

第十节　肛瘘的内镜下潜行切除闭锁式引流术 ·········· 126

第十一节　负压封闭引流术 ……………………………………………… 128

第十二节　视频辅助肛瘘手术 …………………………………………… 130

第十三节　直肠黏膜瓣推移术和肛管皮瓣推移术 ……………………… 132

第十四节　其他术式 ……………………………………………………… 133

第四章　肛瘘的中西医结合护理 ………………………………………… 136

第五章　特殊类型肛瘘治疗 ……………………………………………… 138

　　第一节　克罗恩病肛瘘 ……………………………………………… 138

　　第二节　结核性肛瘘 ………………………………………………… 139

　　第三节　直肠阴道瘘 ………………………………………………… 141

　　第四节　肛瘘癌变 …………………………………………………… 143

　　第五节　双肛门畸形伴肛瘘 ………………………………………… 143

第六章　肛瘘诊治经验荟萃 ……………………………………………… 145

　　第一节　曙光肛肠历史沿革 ………………………………………… 145

　　第二节　杨巍教授诊治肛瘘临床经验 ……………………………… 145

　　第三节　柏连松教授治疗肛瘘临床经验 …………………………… 149

第七章　中西医结合治疗肛瘘的研究和展望 …………………………… 155

目

录

上篇 肛瘘总论

第一章 肛瘘概述

肛瘘(fistula-in-ano)是肛管直肠与肛周皮肤间的异常通道。人类文明自从有文字记录以来，肛瘘疾病就始终记载。不少患者多次反复发病、多次手术、经久不愈、复发等，病期可长达数十年。因此，肛瘘特别是高位复杂性肛瘘是当今世界公认的外科领域的难治性疾病。不少知名的肛肠外科名家都常常比喻感叹："肛瘘的治疗就像螺蛳壳里做道场，难!"

肛瘘通常是直肠肛门周围脓肿破溃后的继发病，一般由原发性内口、继发性外口、内口与外口之间相同的管道三部分组成，但也只有内口或外口者。肛瘘是临床常见疾病，任何年龄、性别均可发生，但以青壮年多见，男性多于女性，婴幼儿发病也不少见，主要见于男婴，女婴少见。在我国肛瘘的发病率占肛门直肠疾病的 1.67%～3.6%，国外报道为 8%～25%。如 1969～1978 年间，芬兰赫尔辛基的一项手术的调查显示，肛瘘的发病率为 8.6/10 万人。高位复杂性肛瘘占全部肛瘘的 5%～10%。

在西方，肛瘘是自有医学史开始就有记载的一种疾病。希波克拉底大约在公元前 430 年就提出这种疾病是由"骑马造成的挫伤和结节"所引起，他也是"使用软麻线折叠五折后用马鬃包裹"制成挂线治疗肛瘘的西方第一人。2 000 多年来随着对肛瘘的研究深入，产生了大量的文献，现代医学称本病为"肛瘘"，翻译为"anal fistula"或"fistula-in-ano"。"fistula"一词来源于拉丁文，意思是"芦管、水管"，另外，挂线的"Seton"一词源自拉丁文"seta"，愿意为"猪鬃"。19 世纪时 Salmon 就在英国伦敦创建了专门治疗肛瘘的专科医院圣马克医院。

我国是认识"肛瘘"最早的国家之一。瘘病之名，最早见于《山海经·中山经》"合水多鳝鱼，食之不痛，可以为瘘"。《五十二病方》中记载有"牡痔之居窍廉，大如枣窍(核)，时养(痒)时痛"，其中的"大如枣窍(核)"及"时养(痒)时痛者"与《脉书》中"痈如枣"及"汁出"，均为肛瘘的描述和记载。此外，还有不少古籍有类似的记载，如战国时期的《庄子·则阳篇》有"并溃漏发，不择所出"。《淮南子》有"鸡头已瘘"。《周易》有"瓮散漏"。《素问·生气通天论篇》有"陷脉为瘘"等。

古人依据本病的主要症状"脓血污水，不时淋漓而下，如破顶之屋，雨水时漏"而命名为漏或瘘。《神农本草经》首将本病命名为"痔瘘"，《疮疡经验全书》称之为"漏疮"，《东医宝鉴》称之为"瘘痔"。宋代《太平圣惠方》曰："夫痔瘘者，由诸痔毒气，结聚肛边，有疮或作鼠乳，或生结核，穿穴之后，疮口不合，时有脓血，肠头肿痛，经久不差，故名痔瘘也。"提示直肠肛门周围脓肿溃破后，余毒未尽，蕴结不散，血行不畅，或因肺脾两虚所致。"肛漏"之名则见于清代《外证医案汇编》，是近百年才用的。

肛瘘民间又有"偷粪老鼠疮"的俗称，似出于古代"鼠瘘"之名。《奇效良方》有"且夫痔与漏，初致之由虽同，所患之病实异，初生肛边成瘰不破者曰痔。破溃而出脓血，黄水浸淫，淋漓久不止者，曰漏"之说。

肛瘘的中西医结合治疗

关于肛瘘的病因,目前认为"多数肛瘘的发生起源于肛周脓肿。"其他病因如肛门术后感染和肛周创伤等较为少见,克罗恩病(Crohn's disease,CD)等炎性肠病已证实与肛瘘有关,肛周瘘管性病变也是 CD 最常见的病变形式,其他如结核和某种特异性细菌病等引发者较为罕见。

关于年龄和性别对于肛瘘发病的影响,Sainio 报道过男性患者是女性的两倍;Fitzgerald等提出"儿童期的肛瘘是先天形成的自限性疾病"的理念。

其他因素如排便习惯方面对于肛瘘发病的影响。临床医生常体会到肛瘘的发病与腹泻症状和稀便有一定的相关性,但未有循证医学文献支持腹泻是肛瘘发病的主要危险因素。

有关肛瘘的形成,Eisenhammer 曾断言,肛周脓肿是肛瘘之母。Grace 曾分析肛周脓肿脓液,肠源性脓肿形成肛瘘的可能性较大。

有关肛瘘等肛周感染性疾病病因病理目前存在几种学说:① 隐窝腺感染学说。② 中央间隙感染学说。③ 上皮细胞致病学说。这些学说从不同角度对肛瘘的形成进行假说,并通过一定的临床调研和解剖试验加以验证,在某些方面达成共识,但有些方面在理论上形成了相互补充。

在肛瘘的认识方面,美国结直肠外科医师协会(ASCRS)从 2005 年起的相关肛瘘指南从保护肛门功能的角度出发,将手术后容易导致肛门失禁的肛瘘均纳入复杂性肛瘘的范畴,如瘘管穿越括约肌30％以上,包括高位括约肌间瘘、括约肌上瘘及括约肌外瘘、女性前侧肛瘘、复发性瘘管伴有肛门失禁、局部放疗后肛瘘、克罗恩病肛瘘、多个瘘管肛瘘等。在此需要指出,人类对肛肠疾病的认识已经从肛门和直肠的局部拓展到了盆底疾病的层面,难治性高位肛瘘不仅是一个肛门疾病,更应视为一种难治性的盆底感染性疾病。与此同时,肛瘘的形成机制不宜仅从静态解剖形态来看,应该着眼于动态的生理功能方面,思考肛门括约肌生理活动的差异引起肛瘘的新型发病学说等。

在肛瘘治疗方面,手术治疗是治疗肛瘘的主要方式,手术方式也是多种多样,综合临床和文献报道,主要的肛瘘术式有挂线术、切开术、切除术、皮瓣转移术等,方式往往因国情、文化和医疗水平的不同而各异。但核心仍然是肛门功能的保护和瘘管组织彻底清除之间矛盾,其难点还是两者之间的平衡点在哪里? 到底是牺牲肛瘘的治愈率来提高括约肌的保留程度,还是牺牲更多的肛门括约肌以提高肛瘘的治愈率? 对于此问题,目前的主流观点是在尽可能保留肛门括约肌以保护肛门功能的前提下,通过其他技术手段的提高或改良提高肛瘘的治愈率。20 世纪 90 年代中期以来,括约肌间瘘的手术方式从单纯的肛瘘切开术转变为括约肌保留的术式,这种趋势一直延续至今,即行瘘管切开术的患者明显下降而行括约肌保留术的患者明显增多。对于复杂性肛瘘而言,挂线引流局限感染灶的应用较先前显著增多,如果一次挂线无效而脓肿复发,尚可再次挂线引流,最终目的是为了既能更多地保留肛门功能又可以彻底治愈疾病。对临床医师而言,采用治疗方案前必须交代患者,此治疗方案的治愈率并非能达到 100％,任何治疗都存在一定的失禁发生率。

此外,近年来在外科领域开发了不少生物材料和器械工具用来治疗肛瘘,如肛瘘栓、生物蛋白胶、组织移植、细胞因子疗法、干细胞治疗、肛瘘镜治疗(VAAFT)等,其疗效有待长期临床应用加以验证。同时,技术和设备的进步也会推动疾病的治疗水平,如肛瘘激光闭合术(FiLaC™)等正在逐步兴起。

我国传统中医药在促进肛瘘术后创面愈合方面有着独到的见解和方式,既有内治法,又有外治法。中医的整体观认为,肛瘘虽发生于局部,但其发生、发展和变化均与脏腑功能失调紧密相关。因此术后运用中医药进行辅助治疗,将辨证论治与辨病相结合,可促使炎症消退、减少创面水肿和加快术后创面的愈合,减轻患者的疼痛和减少并发症的发生。值得指出的是肛瘘、肛周脓肿虽然属于外科疾病的范畴,除中药药膏外敷等外治法之外,中医药的内治法对本病的救治具有独特的优势,初期助消、中期助溃、后期助敛,降低成瘘率、减少复发率、减轻肿痛的症状,控制疾病的程度。"治疮全赖脾土""脓出为第一要务"这些诊治思想都是前贤智慧的结晶,须谨记在心。

临床上将肛瘘手术后在半年内发生复发或者肛瘘初次手术未愈需再次手术者,称为复发性肛瘘。尤其是高位复杂性肛瘘,因其手术难度大,术后复发率可高达50%,再次手术的失败率仍有10%,是肛肠科疑难杂症之一。肛瘘复发因素很多,如内口遗漏和处理不当、挂线方法不正确、支管遗漏和引流不畅,以及与患者的体质、多次手术史等密切相关。因此,肛肠外科医师思考和研究的重点应是"如何提高肛瘘特别是高位复杂性肛瘘的治愈率,降低肛门失禁风险"。

近年来,多学科联合诊治的理念已经深入人心,国内不少医学领域都兴起了多学科诊治的热潮,甚至成立了各类 MDT 学会或联合会。在肛瘘的诊治上,多学科联合诊治的理念也在逐步建立,在国内不少知名的肛肠疾病诊治中心,MDT 的诊治形式也已经逐步开展。肛瘘的诊断需要超声医学、放射影像医学、消化病学、结直肠外科学、中医学、心理学、精神病学,乃至泌尿外科和妇产科学等学科的联合参与,才能在精确诊断、精准手术、术后康复、心理康复和围手术期治疗等方面取得不断发展。

上海中医药大学附属曙光医院杨巍教授及其团队综合国内外研究和长期临床经验总结并提出,治疗高位复杂性肛瘘应"精准评估、内外兼治、顺势而为"的诊治理念。

高位复杂性肛瘘作为世界公认的难治性疾病,主要存在以下难点:创伤大,创面愈合过程长,多不顺利;术后不适症状明显,疼痛重,分泌物多等;常有多次反复治疗的历史;易形成假性愈合,再次手术率高;产生肛管缺损,遗留明显瘢痕,肛门失禁及肛管狭窄并发症多;位置较深反复感染。具有"三多一少易复发"的疾病特点,即"手术次数多、痛苦多、病程长,肛门功能减少,容易复发"。对此,笔者提出以下三点。

1. 术前精准评估肛瘘内口、瘘管走向

直肠腔内超声、磁共振用于确定肛瘘的解剖特点并指导治疗,为目前的主流选择,能够给临床医生提供准确的术前定位及明确的鉴别诊断依据,特别是对复杂性肛瘘(外盲瘘、引流不畅的深位感染等)有积极的诊断及治疗意义。

2. 提倡"内外兼治"的中医整体观念

肛门直肠疾病虽症在局部,然其起因、病机演变及后期治疗无不涉及全身状态,故仍需遵循四诊辨病及八纲辨证之法。

然肛瘘辨证之法首辨虚实,实则清热利湿、虚则扶正托毒。内服中药在手术前后均可使用。若能辨证准确、用药得当,术前可清热凉血、利水渗湿、祛火解毒,使组织炎症消退加快,坏死组织液化排出加速,减轻症状,为手术创造条件;术后可益气养血、扶正祛邪、祛腐生新,肉芽生长填充加快,加速术后恢复。创制肛痈方内服加外洗"箍围护场"治疗肛周脓肿及肛瘘继发感染,效如桴鼓。

3. 遵循"常中有变、顺势而为、顺藤摸瓜、步步为营"治则

肛瘘虽走行及瘘管形态千变万化,但有一定的规律可循,此谓"常中有变";在制定手术方案的时候应顺应疾病发展规律,顺应局部解剖结构,顺应病情预后转归,创造最佳手术时机,此乃"顺势而为"。而"顺藤摸瓜"是指在手术过程中应顺着肛瘘瘘管的走向一步步剥离瘘管(藤)直至找寻到内口(瓜)的位置,连"藤"带"瓜"一并切除才可治愈。最后,也是最重要的一点,在手术过程中对组织的每一次分离、每一次切割均应小心谨慎。需要注意有无支管及残腔的残留,注意要尽可能地减少损伤,在清除病灶与保护功能之间找到平衡,使患者的利益得到最大化,特别是高位复杂性肛瘘不应强求一次根治,充分体现"步步为营"手术策略。

在肛瘘手术"十六字"治则的基础上,针对高位复杂性肛瘘,我们首创"对口切开旷置结合垫棉法",对口切开,变大切口为小切口微创手术,旷置避免损伤肛管直肠环,维护肛门主体结构,垫棉促进组织粘连愈合,防止假性愈合,以及采取挂虚线的方法,挂线可以促使瘘管周围的括约肌纤维收缩,降低瘘管的位置,从而保护肛门括约肌功能,提高手术成功率,具有疗效高、痛苦少、安全无后遗症、疗程短、费用低等特点,是一项具有中医特色的方法。

总之,手术治疗目前仍然是肛瘘治疗的重要手段,但不是唯一手段,近些年来,国内外肛肠科医生都致力于肛瘘的微创或无创治疗,我希望我们中医能在这一领域创出一条新路子,找到更好的方法。

参 考 文 献

[1] Vasilevsky C A, Gordon P H. The incidence of recurrent abscesses or fistula-in-ano following anorectal suppuration. Diseases of the Colon & Rectum, 1984, 27(2): 126 - 130.

[2] Piazza D J, Radhakrishnan J. Perianal abscess and fistula-in-ano in children. Diseases of the Colon & Rectum, 1990, 33(12): 1014 - 1016.

[3] Lewis R, Lunniss P J, Hammond T M. Novel biological strategies in the management of anal fistula. Colorectal Disease, 2012, 14(12): 1445 - 1455.

[4] Garcia-Olmo, Damian, Hector Guadalajara-Labajo. Stem cell application in fistula disease. Anal Fistula. Springer New York, 2014. 129 - 138.

[5] Blumetti J, Abcarian A, Quinteros F, et al. Evolution of treatment of fistula in ano. World Journal of Surgery, 2012, 36(5): 1162 - 1167.

[7] Meinero P, Mori L. Video-assisted anal fistula treatment (VAAFT): a novel sphincter-saving procedure for treating complex anal fistulas. Techniques in Coloproctology, 2011, 15(4): 417 - 422.

[8] 杨巍.肛瘘诊治之我见.中国医刊.2012,47(1): 18 - 20.

第二章 肛瘘的循证医学

循证医学(evidence-based medicine,EBM)是 20 世纪 90 年代由加拿大 McMasster 大学的 David Sackett 教授最先提出,其核心思想是如何在临床实践中收集最佳证据,对患者状况做出准确和恰当的分析与评价,使疾病得到更敏感和更可靠的诊断方法,使患者获得更有效和更安全的治疗方案及最佳治疗结果。循证医学的核心问题是获得最佳证据,它是以患者为中心的科学研究依据,涉及的学科包括流行病学、诊断学、预防医学及康复医学等,克服了传统医学只注重个人的临床经验而忽视客观临床研究证据的不足。本章运用循证医学回顾和复习肛瘘的流行病学特征、病因学特点及治疗方法的最新进展。

肛瘘是一种古老的疾病,早在 2 500 年前就有史料和文献记载,是肛门周围脓肿的慢性化阶段,主要是由肛腺感染而引起的一种特定的疾患,故又称之为"腺源性肛瘘",Nelson 等通过 Meta 分析计算出美国每年接受治疗的肛瘘患者为 20 000~25 000 例。1979 年后,这个数据有了大幅下降,到 1999 年降为 3 800 例。

一、肛瘘发病的循证医学

(一) 肛瘘的病因学

多数肛瘘的发生起源于肛旁脓肿。其他病因如痔术后感染、肛周创伤等较为少见。炎性肠病,如 CD,已证实与肛瘘有关。其他病因如结核病和放线菌病较为罕见。

(二) 年龄与性别的影响

年龄和性别对肛瘘发病的影响目前只能通过文献病例报道获得。国外报道肛瘘患者年龄多在 20~60 岁,平均年龄多在 40 岁以上。美国芝加哥的 Cook County 医院报道男女发病比率是 2∶1。对于肛瘘的患病年龄,有报道发现男性患儿居多,该报道中接受治疗的 636 例的肛瘘患儿均为不到 9 岁的男孩。同样在 Mazier 的报道中发现 1 000 例肛瘘患儿,年龄小于 10 岁的 25 例,其中 9 例为男孩。Piazza 和 Radhakrishnan 报道了 40 例肛周脓肿的患儿,男孩 33 例,女孩 7 例;21 例小于 2 岁,20 例小于 9 个月,并且全部为男孩。

(三) 种族因素

关于肛瘘种族分布的流行病学研究很少。在 Read 和 Abcarian 的报道中发现 92% 的患者是非洲裔美国人,这可能与特定地区医院的种族构成密切相关。然而,这些患者的年龄较小,发病的年龄范围多集中在 20~29 岁之间,61% 的病例发生在 15~29 岁之间。

(四) 发病季节因素

虽然没有发现肛周脓肿和肛瘘的发病有季节性的差异,但 Vasilavsky 和 Gordon 的研究发现 6 月的发病率较高,而 8 月和 9 月的发病率较低。

(五) 个人卫生及久坐习惯

虽然个人卫生及久坐习惯与肛瘘的发病存在一定的相关性,但是文献报道未发现存在显著的相关性。

(六) 排便习惯

有文献报道称在 103 例肛瘘患者中,有腹泻症状的占 7%。然而在多数文献报道中未发现腹泻或便秘是肛瘘发病的主要危险因素。

(七) 肛瘘与肿瘤

肛周长期的慢性炎症、感染迁延不愈有诱发癌变的倾向。Nelson 报告了 6 例肛瘘癌变,平均病程为 13.8 年,所有 6 例患者中无 1 例具有腔内组分,并且在术前未被怀疑。多个病例对照研究和队列研究也发现久治不愈的肛瘘和肿瘤的发生之间存在着联系。肿瘤与肛瘘共存的情况下,较易将肛瘘作为一个促成因素。肛管腺癌是侵袭性疾病。

虽然肛周脓肿及肛瘘的病因较为清楚,而肛瘘因为缺乏流行病学数据,其确切的发病率至今未知。其在成年人中男女比例约为 2:1。迁延不愈的肛瘘虽然癌变率较低,一旦确诊肛瘘癌变,其死亡率较高,因此,需在诊断后及时对其进行彻底治疗。

二、肛瘘治疗的循证医学

我们生活在一个信息时代,而在医学学术领域,可以说处在一个循证医学的时代,通过医学文献的检索、判读和评估,了解临床研究证据的结论和证据的质量(如随机对照试验),并指导临床实践,不断更新和完善循证证据。自 1992 年国际 Cochrane 协作组成立以来,至今已发展为 50 余个专业协作组,Cochrane 数据库给各个医学专业的临床证据指南的制订和完善提供了最直接的证据。然而,在肛瘘治疗领域,Cochrane 数据库提供的临床研究的证据极为有限。

文献报道的非随机临床对照研究发现肛瘘各种手术方式的疗效差异较大,之所以关于肛瘘的随机对照试验的临床研究较少,原因可能与肛瘘各种括约肌保留术式的异质性过大导致手术相关的肛门失禁发生率也各有差别,而与之比较的瘘管切开术亦有较大的异质性,两者的可比性较差,故而不好控制混杂因素,给随机对照试验的设计带来难度。因此,虽然文献中报道了各类用于肛瘘治疗的新技术和新疗法,但评价其疗效的临床证据并非充分可靠。

此外,还有运用肛瘘栓、生物蛋白胶、干细胞及细胞因子等方法,而它们是否比传统的肛瘘手术更有效,往往要通过设计精良的临床随机对照试验进行验证。而现今暂无可靠的关于这类生物材料和手术技术对患者肛门功能的评估数据,可能对不同的外科医生、病情复杂程度不同的患者,以及患者对手术的预期疗效、对大便失禁的接受程度也各有差异,导致临床研究结果各不相同。

那么在缺少可靠的循证医学证据(随机对照试验)时,如何进行肛瘘的手术治疗呢?Lewis 等建议在明确特定人群,达到充分样本量的前提下,开展高质量的单臂观察性研究来替代随机对照试验;他们还建议通过术后行磁共振检查来记录排除肛瘘的假性愈合,并能保证足够长的随访时间证实肛瘘的临床愈合与否。然而,作者并未指出确切的随访时间,因为文献中并没有与肛瘘有关的标准随访时间报道,这与肿瘤随访时间一般为 5 年有所差别。文献中经常报道的随访时间一般短期的为 5 个月,长期的为 12~18 个月,更长的随访时间很少有报道。

笔者通过检索美国 http://www.clinicaltrials.gov 临床研究注册数据库发现,在 40 多项注册的肛瘘治疗相关的临床研究中,用来评价的干预措施和对照的治疗方法的疗效均不确切,故而这些临床研究的推广还有待进一步商榷和验证。

综上所述,我们认为现有的临床试验提供的肛瘘手术治疗的临床证据价值有限。20 世纪 90 年代中期,对于括约肌间瘘的手术方式从单纯的肛瘘切开术转变为括约肌保留的术式,在之后的 25 年间,这种趋势一直在延续,即行瘘管切开术的患者明显下降,而行括约肌保留术的患者明显增多。文献报道,行瘘管切开术的患者术后复发率为 2%~13%(中位复发率为 11%),括约肌间瘘的患者,复发率升至 13%~37%。

我们回顾发表在 *Cochrane Database of Systematic Reviews* 期刊上关于肛瘘治疗的两篇系统评价,其中 Malik 等比较了单独行肛周脓肿切开引流,以及脓肿切开引流结合瘘管切开术的疗效,通过纳入 6 项研究对 474 例患者行 Meta 分析发现,脓肿切开引流结合瘘管切开术较单纯行脓肿切开引流术的复发风险降低了 87%,(RR=0.13,95% CI 0.07~0.24);两组在发生功能失禁的风险方面无统计学差异(RR=3.06,95% CI 0.7~13.45)。另一篇通过纳入 10 篇随机对照试验对各类手术方式的疗效比较发现,除黏膜瓣推移术外,其他术式两两比较复发率和功能失禁的发生率均无统计学差异。此项系统评价因纳入的文献样本量少,某些文献缺少复发率和功能失禁的数据,存在一定的解读局限性。

另外,经过循证医学,发现生物制剂在肛瘘治疗中的应用具体如下。

1. 氰基丙烯酸酯胶

氰基丙烯酸酯胶是一种国外常用的治疗肛瘘的合成组织黏合剂。文献报道称 6~34 个月的随访期内有效率可达 67%~95%。不足之处是这些临床研究的样本量较小,均为 20 例左右,证据等级较低。Meinero 等还报道了视频辅助肛瘘修复(VAAFT)应用氰基丙烯酸酯胶闭合加固肛瘘内口。

2. 肛瘘栓

肛瘘栓是由生物可吸收的单丝聚乙醇酸制成,在人体组织中应用,可在 7 个月内被完全吸收。有文献报道的前瞻性病例系列研究结果发现,在 2~12 个月的随访期内,肛瘘愈合率为 16%~73%。因此,肛瘘栓的临床证据仅作为Ⅲ类临床证据。

3. 生物蛋白胶

生物蛋白胶是由纯化的牛血清白蛋白和戊二醛制成,被批准用于心血管手术中,作为止血剂。文献报道目前仅限于小样本病例系列研究用于肛瘘的治疗,但疗效不甚理想,在 60

个月的随访期内肛瘘愈合率仅为 0～21%,并有严重的副作用和戊二醛毒性。

4. 组织移植

(1) 同种异体组织移植物　目前文献报道了两种不同的同种异体移植的组织应用于肛瘘修复治疗,分别是美国的 Alloderm® 和中国的 ADM®(脱细胞真皮基质)。有文献报道在 19 个月的中位随访期内,114 例肛瘘患者应用 ADM® 脱细胞真皮基质的愈合率为 54%,失禁发生率为 1%～2%。

(2) 异种组织移植物　Surgisis® 是来源于冻干猪小肠黏膜下层组织制成的生物可吸收材料。该片状材料最先被报道用于直肠阴道瘘的治疗,疗效各异。Surgisis® 制成肛瘘栓即为 Surgisis AFP®,用于治疗各种病因引起的肛瘘。有文献报道应用 Surgisis AFP® 治疗的 73 名肛瘘患者(11% 为 CD 继发肛瘘),总有效率 38%,无术中并发症的发生;4 例(5%)发生术后脓肿。另一种用于治疗肛瘘的异种组织移植物是美国研制的 Permacol®,是一种猪脱细胞真皮片,可以置入肛瘘瘘管,或以纤维蛋白密封剂悬浮液注入瘘管。

5. 细胞因子疗法

由日本研制的碱性成纤维细胞生长因子(bFGF)用于治疗 1～9 个月的婴儿期肛瘘,将 bFGF 喷于肛瘘病灶,每天 2 次,持续 2 周 1 个疗程。经过 1～2 个疗程,所有的肛瘘均得到愈合,且无副作用。但 bFGF 对成人肛瘘是否有效还有待进一步的临床试验。

6. 干细胞治疗

近来干细胞用于治疗肛瘘也屡有报道。Garcia-Olma 等首先报道了应用脂肪干细胞治疗 CD 并发肛瘘的患者。结果发现干细胞治疗组肛瘘短期愈合率可达到 71%,而对照组仅为 16%,但 3 年愈合率降至 53%。此疗法还有待进一步临床研究提供新的证据。

在过去几年中,使用生物材料治疗肛瘘的报道不断增加。遗憾的是,这些研究多数是小样本的病例系列研究,具有随访时间较短、评价治愈的指标不完善等缺陷,后期未继续开展大型多中心随机对照试验获得更高等级的临床证据。如果这些问题能得以完善解决,以循证证据为导向的肛瘘治疗必然能上一个新台阶。

在此需要说的是,我国传统中医药在促进肛瘘术后创面愈合方面有着独到的见解和方式,既有内治法,又有外治法。中医的整体观认为,肛瘘虽发生于局部,但其发生、发展和变化均与脏腑功能失调紧密相关。因此术后运用中医药进行辅助治疗,将辨证论治与辨病相结合,可促使炎症消退、减少创面水肿和分泌物的产生,加快术后创面的愈合,减轻患者的疼痛和减少并发症的发生。虽然临床上用于促进创面愈合的药物种类繁多,但普遍仍存在下述问题:① 中医辨证论治无统一标准,所用中药多为医生的经验方,很难进行同类比较;② 虽然临床研究较多,但多数为小样本的观察性研究,缺乏大样本高质量的随机对照研究作为临床证据;③ 基础研究不足,重要的是对创面愈合的作用机制尚不明确;④ 多数研究结局变量较为单一,仅局限于术后疼痛、愈合时间等方面的比较,而对术后并发症和功能改善情况及疾病的复发情况等并发症的研究较少。

三、肛瘘复发的循证医学

临床上将肛瘘手术后在半年内发生复发或者肛瘘初次手术未愈需再次手术者,称为复发性肛瘘。肛瘘术后复发率为5%～10%,尤其是高位复杂性肛瘘,因其手术难度大,术后复发率可高达50%,再次手术的失败率仍有10%,是肛肠科疑难杂症之一。

大量临床研究报道显示,肛瘘复发除了与手术因素(如肛瘘诊断不清、内口和瘘管盲残端处理不当、内口遗漏和处理不当、挂线方法不正确、支管遗漏和引流不畅)有关外,也与患者的个体特征(如是否合并肠炎、既往肛门部手术史等)密切相关,并且有些因素是可以通过人为进行干预的。Fisher等比较了71例肛瘘患者两种术后的预后因素,发现围手术期发生并发症、合并炎性肠病及既往有手术史是肛瘘复发的独立危险因素。笔者单位通过回顾性分析1 783例肛瘘患者的流行病学特征及临床资料,发现肛瘘位置、肛瘘手术史、肛瘘挂线史及合并肠炎是肛瘘复发的独立危险因素。临床上,可以通过控制肛瘘术后的复发风险,积极采取干预措施来预防肛瘘的复发。而早期发现处于肛瘘术后复发的高风险患者是预防肛瘘复发的有效举措。

循证医学的价值核心体现了可获得的最佳临床研究证据、专家的经验及患者的价值和选择。肛瘘作为中医肛肠病学的一个优势病种,特别是高位复杂性肛瘘,其发病和预后的影响因素较为复杂,涉及患者个体的流行病学特征、手术处理因素和术后管理因素。

借鉴循证医学的理念和方法,笔者通过整理、加工、更新和评价各类干预措施治疗,诸如肛瘘等常见肛肠病的临床证据,采用数据仓库技术存储、管理疾病诊断、治疗疾病的最新临床证据,结合学科特色和临床诊治规律,运用数据挖掘技术进行最佳临床疾病及预后的诊断和预测、治疗方案的临床决策方法探索,初步建立能真正为临床提供循证诊疗决策服务的循证临床方法学体系和基于电子病历的肛肠临床循证诊疗决策支持系统。该系统既适应肛肠学科的现代发展,又能满足临床、科研、教学工作人员对肛肠病学信息的高层次需求,将有助于中医肛肠的临床决策能力和水平的提高。

参 考 文 献

[1] Nelson R. Anorectal abscess fistula: what do we know?. Surgical Clinics of North America, 2002, 82(6): 1139 - 1151.

[2] Scoma J A, Salvati E P, Rubin R J. Incidence of fistulas subsequent to anal abscesses. Diseases of the Colon & Rectum, 1974, 17(3): 357 - 359.

[3] Vasilevsky C A, Gordon P H. The incidence of recurrent abscesses or fistula-in-ano following anorectal suppuration. Diseases of the Colon & Rectum, 1984, 27(2): 126 - 130.

[4] Mazier W P. The treatment and care of anal fistulas: a study of 1,000 patients. Diseases of the Colon & Rectum, 1971, 14(2): 134 - 144.

[5] Piazza D J, Radhakrishnan J. Perianal abscess and fistula-in-ano in children. Diseases of the Colon & Rectum, 1990, 33(12): 1014 - 1016.

[6] Rosen N G, Gibbs D L, Soffer S Z, et al. The nonoperative management of fistula-in-ano. Journal of Pediatric Surgery, 2000, 35(6): 938, 939.

[7] Fitzgerald R J, Harding B, Ryan W. Fistula-in-ano in childhood: a congenital etiology. Journal of Pediatric Surgery, 1985, 20(1): 80, 81.

[8] Abcarian H. Anorectal infection: abscess-fistula. Clinics in colon and rectal surgery, 2011, 24(1): 14 - 21.

[9] Nelson R L. Anorectal fistula. London: Springer, 2012.

[10] Ellis C N. Sphincter-preserving fistula management: what patients want. Diseases of the Colon & Rectum, 2010, 53(12): 1652 - 1655.

肛瘘的中西医结合治疗

[11] Lewis R, Lunniss P J, Hammond T M. Novel biological strategies in the management of anal fistula. Colorectal Disease, 2012, 14(12): 1445-1455.

[12] Garcia-Olmo, Damian, Hector Guadalajara-Labajo. Stem Cell Application in Fistula Disease. Springer, 2014. 129-138.

[13] Kelly M E, Heneghan H M, McDermott F D, et al. The role of loose seton in the management of anal fistula: a multicenter study of 200 patients. Techniques in coloproctology, 2014, 18(10): 915-919.

[14] Wallin U G, Mellgren A F, Madoff R D, et al. Does ligation of the intersphincteric fistula tract raise the bar in fistula surgery?. Diseases of the Colon & Rectum, 2012, 55(11): 1173-1178.

[15] Blumetti J, Abcarian A, Quinteros F, et al. Evolution of treatment of fistula in ano. World journal of surgery, 2012, 36(5): 1162-1167.

[16] Joy H A, Williams J G. The outcome of surgery for complex anal fistula. Colorectal Disease, 2002, 4(4): 254-261.

[17] Malik A I, Nelson R L, Tou S. Incision and drainage of perianal abscess with or without treatment of anal fistula (Protocol). Cochrane Database of Systematic Reviews, 2007, (4), CD006827.

[18] Jacob T J, Perakath B, Keighley M R. Surgical intervention for anorectal fistula. Cochrane Database of Systematic Reviews, 2010, (5), CD006319.

[19] de la Portilla F, Rada R, Jiménez-Rodríguez R, et al. Evaluation of a new synthetic plug in the treatment of anal fistulas: results of a pilot study. Diseases of the Colon & Rectum, 2011, 54(11): 1419-1422.

[20] Han J G, Wang Z J, Zhao B C, et al. Long-term outcomes of human acellular dermal matrix plug in closure of complex anal fistulas with a single tract. Diseases of the Colon & Rectum, 2011, 54(11): 1412-1418.

[21] Cintron J R, Abcarian H, Chaudhry V, et al. Treatment of fistula-in-ano using a porcine small intestinal submucosa anal fistula plug. Techniques in Coloproctology, 2013, 17(2): 187-191.

[22] Göttgens K W A, Janssen P T J, Heemskerk J, et al. Long-term outcome of low perianal fistulas treated by fistulotomy: a multicenter study. International Journal of Colorectal Disease, 2015, 30(2): 213-219.

[23] Göttgens K W A, Smeets R R, Stassen L P S, et al. Systematic review and meta-analysis of surgical interventions for high cryptoglandular perianal fistula. International Journal of Colorectal Disease, 2015, 30(5): 583-593.

[24] Fisher O M, Raptis D A, Vetter D, et al. An outcome and cost analysis of anal fistula plug insertion v.s. endorectal advancement flap for complex anal fistulae. Colorectal Disease, 2015, 17(7): 619-626.

[25] 李嘉钦,杨巍,黄志坚,等.肛瘘患者临床特征及复发危险因素分析.中华胃肠外科杂志,2016,19(12): 1370-1374.

[26] 陈豪,冷强,金黑鹰,等.国内外肛瘘诊疗现状的对比与启示.世界华人消化杂志,2016,24(6): 978-982.

[27] Hoyt R, Hersh W. Evidence based medicine and clinical practice guidelines. health informatics: practical guide for healthcare and information technology professionals. 6th ed. Informatics Education, 2014: 323-350.

[28] Wang J. Evidence-based medicine in China. The Lancet, 2010, 375(9714): 532,533.

[29] Andrews J, Guyatt G, Oxman A D, et al. GRADE guidelines: 14. Going from evidence to recommendations: the significance and presentation of recommendations. Journal of Clinical Epidemiology, 2013, 66(7): 719-725.

上篇 肛瘘总论

第三章　肛管直肠的解剖

第一节　肛　管　解　剖

肛管在消化道中属于相对较短的一段,但具有独特的生理功能和解剖学结构。"外科学"或"功能学"肛管:自肛缘至肛管直肠环平面,长约 4 cm;"解剖学"或"胚胎学"肛管:自肛缘至齿状线,长 2~3 cm。

一、肛管的解剖学位置

肛管是消化道的末端,上与直肠相连。肛管的前方,男性为尿道及会阴体,女性为阴道后壁。肛管后方为尾骨。肛管的两侧为坐骨直肠窝,其内含脂肪、神经及血管等组织。静息时管腔紧闭成前后纵裂,排便时扩张成管状,管径可达 3~4 cm。因肛管向下向后与直肠呈 90°~100°(直肠角或肛直角),故肛管后壁比前壁长。

二、齿状线

肛管内可见到一条由肛瓣的边缘和肛柱下端所围成的锯齿状环行线,称"齿状线(梳状线)"。齿状线在肛管的解剖中是标志性结构,它是内胚层和外胚层的分界线,因此,齿状线上下的皮肤、血管、淋巴和神经都不相同。

三、肛管的皮肤

由于齿状线上下皮肤胚层来源不同,故肛管的内衬在近端为黏膜,远端为皮肤。肛缘标志着肛管的最下缘,有时作为手术测量距离的参照。肛缘以远,被覆上皮增厚、色素沉积,成为围绕肛门放射状排列的皱襞。

四、肛窦

齿状线对应一排肛瓣,是肛膜的残余。每个肛瓣上方有一个称为肛窦或隐窝的小袋,肛窦上可见数目不同的腺体,肛窦平均为 6 个(每个人可有 3~12 个),肛腺集中在后面,开口于同一肛窦的腺体,可以不止一个,而半数肛窦之间没有交通。如果肛窦中异物集聚堵塞肛腺导管,可引起脓肿和瘘管。

第二节　直肠的解剖

直肠长度为12～15 cm,解剖学家认为直肠与乙状结肠交界在第3骶椎水平,而外科医师认为在骶岬。外科医师认为直肠远端位于肌性肛门直肠环,而解剖学家认为是齿状线。

直肠在盆膈以上的部分称为直肠盆部,盆部的下段肠腔膨大,称为直肠壶腹。盆膈以下的部分缩窄称为肛管或直肠肛门部。直肠有两个弯曲:上段凸向后,与骶骨前面的曲度一致,形成骶曲;下段向后下绕过尾骨尖,形成凸向前的会阴曲。直肠占据骶窝,终止于尾骨尖前下方2～3 cm处,在此处,它突然向后成角,穿过肛提肌变成肛管。直肠后方有骶正中血管和骶神经丛根。女性,直肠前方紧贴宫颈和阴道后壁;男性,直肠位于膀胱、输尿管、精囊和前列腺后方。

直肠壶腹内面的黏膜,形成2～3条半月状的直肠横襞,其中位于前右侧壁的一条,大而恒定,距肛门约7 cm,相当于腹膜返折的水平。在通过乙状结肠镜检查确定直肠肿瘤与腹膜腔的位置关系时,常以此横襞作为标志。这些横襞具有支持粪便的作用。直肠壁由内向外依次为黏膜层、黏膜下层、肌层及外膜。

直肠具有宽阔、易于扩张的管腔。直肠黏膜平滑、粉红、透明,能够见到黏膜下层的大血管。这种特征性的"血管状态"在炎症性疾病和结肠黑变病患者中消失。

第三节　肛管直肠周围的盆底肌

肛管被肛门括约肌复合体围绕,肛门括约肌复合体由互相重叠的两层肌肉构成。其外层为肛门外括约肌,其为骨骼肌(随意肌)。内层为肛门内括约肌,其为平滑肌(非随意肌)。

一、肛门内括约肌

肛门内括约肌是直肠壁横肌纤维延续到肛管部增厚变宽而成,肌束呈叠瓦状排列,属平滑肌,受自主神经支配,是阻止粪便和气体不随意排出的天然屏障。内括约肌上起肛门直肠环平面,下至括约肌间沟,包绕肛管上1/3,高1.72±0.01 cm,厚0.48±0.004 cm,下缘在肛缘上0.9±0.01 cm,其下部1.5 cm被外括约肌所环绕。肌束呈椭圆形,乳白色,如覆瓦状连续重叠排列。上部纤维斜向内下,中部呈水平,下部稍斜向上。在最肥厚的下端形成一条环形游离缘。肛门内括约肌提供50%～85%的肛管静息压,肛门外括约肌提供25%～30%,其余的15%来自肛垫的膨胀。

二、肛门外括约肌

肛门外括约肌是肛管最外层肌肉,是横纹肌,受体神经支配,为随意肌。肛门外括约肌可分为三层,即皮下层、浅层和深层。皮下层环绕肛管下端。浅层为椭圆形肌束,围绕肛管两侧,一端通过肛尾韧带附着于尾骨,一端连接在肛门前侧会阴部的会阴浅横肌。深层是一环线肌束,围绕肛管一周,两端分别止于肛门两侧的坐骨结节,后侧呈游离状态。

肛门外括约肌和盆底肌肉不同于其他骨骼肌,后者在静息时是不活动的,前者通过马尾水平的反射弧保持潜在的电紧张。遇到危及排便节制的情况,诸如腹内压力增加和直肠扩张,外括约肌和耻骨直肠肌反射性地或有意识地进一步收缩,防止粪便外泄。由于肌肉疲劳,肛门外括约肌的最大有意识收缩只能维持 30~60 s,然后自动排便节制机制由静息性紧张形成,由内括约肌保持。

三、联合纵肌

联合纵肌由直肠纵肌的延长、肛提肌悬带、外括约肌顶环的延长组成。联合纵肌沿内外括约肌间下降,最后某些纤维穿越外括约肌最下端进入肛周皮肤。联合纵肌的功能可能包括将肛门直肠固定于骨盆,像骨骼一样支持和束缚肛门内、外括约肌复合体。

四、肛管直肠环

肛管直肠环位于肛管直肠的结合处,是由肛管内括约肌,直肠壁纵肌的下部,肛管外括约肌的深、浅二部和邻近的部分肛提肌(耻骨直肠肌)纤维共同组成的肌环,绕过肛管和直肠分界处,在直肠指检时可清楚地扣到。此环是括约肛管的重要结构,肛管为肛管内、外括约肌所环绕,平时呈环状收缩封闭肛门。如手术时不慎完全切断,可引起大便失禁。

五、肛提肌

肛提肌是盆底的主要组成部分,它是一对宽阔的、对称的片块,由 3 块横纹肌组成:髂骨尾骨肌、耻尾肌和耻骨直肠肌。耻骨直肠肌是一个强壮的 U 形横纹肌环,将肛门直肠交界悬吊于耻骨后面。耻骨直肠肌是肛提肌最中间的部分,它的位置紧贴深层外括约肌头端。

第四节　肛管直肠周围间隙

一、坐骨肛管间隙(坐骨直肠间隙)

坐骨肛管间隙左右各一,位于肛提肌以下,坐骨肛管横膈以上,占坐骨直肠窝的上 2/3,

呈锥体形,侧面是骨盆侧壁。

二、肛门周围间隙

肛门周围间隙位于坐骨肛管横膈以下,围绕肛管下部,侧面与臀部皮下脂肪相连,中间延伸到括约肌间间隙。肛周间隙是肛门血肿、肛周脓肿和肛瘘的典型部位。

三、括约肌间隙

括约肌间隙是内、外括约肌间潜在的间隙,它对肛周脓肿的发生起重要作用,因为多数肛门腺体终止于这个间隙。

四、深、浅部肛管后间隙

肛管后间隙由坐骨直肠间隙或肛门周围间隙经肛管后左右相通形成,是马蹄形脓肿的发生部位。浅部肛管后间隙位于肛尾韧带和皮肤之间。深部肛管后间隙位于肛尾韧带和肛尾缝之间。

五、直肠后间隙

直肠后间隙前面是直肠深筋膜,后面是骶前筋膜,侧面是直肠侧韧带,下面是直肠骶骨韧带,上面与腹膜后相连。

六、骨盆直肠间隙(肛提肌上间隙)

骨盆直肠间隙左右各一,位于肛提肌以上,盆腔腹膜下。

第五节　肛管直肠周围血管、淋巴和神经

一、血管分布

(一) 结肠血管

结肠血管主要来自肠系膜上、下动脉。简而言之,右半结肠动脉来自肠系膜上动脉,上半结肠动脉来自肠系膜下动脉(图1-3-1)。

1. 肠系膜上动脉

起自腹主动脉前壁,约在第1腰椎平面,位于腹腔动脉起点以下1~1.5 cm处。该动脉

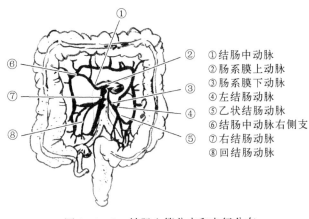

图 1-3-1 结肠血管分支和走行分布

①结肠中动脉
②肠系膜上动脉
③肠系膜下动脉
④左结肠动脉
⑤乙状结肠动脉
⑥结肠中动脉右侧支
⑦右结肠动脉
⑧回结肠动脉

在胰腺后面经十二指肠下部前面穿出,随即进入小肠系膜。其主要分支如下。

（1）中结肠动脉　　在胰腺下缘起自肠系膜上动脉右缘,在胃后进入横结肠系膜内,分为 2 支。右支在肝曲附近多与右结肠动脉的升支吻合,分布于横结肠右半部（或 1/3）;左支多与左结肠动脉的升支吻合,分布于横结肠左半部（或 2/3）。由于中结肠动脉主干多数由中线右侧进入横结肠系膜,故手术中切开横结肠系膜时,宜在中线的左侧进行。副中结肠动脉一般比较细小,多起于肠系膜上动脉的左侧壁,偏左进入横结肠系膜,行于系膜的左侧半。有的副中结肠动脉尚可起始于肠系膜下动脉的左结肠动脉（图 1-3-2）。

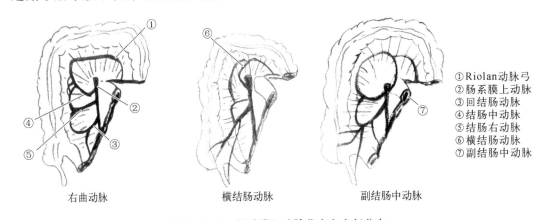

①Riolan动脉弓
②肠系膜上动脉
③回结肠动脉
④结肠中动脉
⑤结肠右动脉
⑥横结肠动脉
⑦副结肠中动脉

右曲动脉　　　横结肠动脉　　　副结肠中动脉

图 1-3-2　肠系膜上动脉分支和走行分布

（2）右结肠动脉　　右结肠动脉经腹后壁腹膜的深面横行向右,至升结肠附近分为升支和降支,分别与中结肠动脉右支和回结肠动脉的结肠支吻合,并沿途分支至升结肠。

（3）回结肠动脉　　在右结肠动脉起点的下方,或两者共干起自肠系膜上动脉,经腹膜后向右下方斜行,至盲肠附近先分为上、下两干,再由两干发出结肠支,主要营养升结肠;盲肠支分布于盲肠。

2. 肠系膜下动脉

约在腹主动脉分叉处以上至少 4 cm,距骶岬上方 10 cm 处,发自腹主动脉前壁,有时有变异（图 1-3-3）。动脉起始处常被十二指肠上部掩盖,因此直肠切除时,如在腹主动脉处高位结扎该动脉,须将十二指肠稍向上向右移动。动脉的走行呈弓状斜向左下方,跨起左髂总动脉,移行为直肠上动脉。其分支如下。

（1）左结肠动脉　　起点距肠系膜下动脉根部为 2.5~3.5 cm。该动脉经腹膜的后方向左向上走向脾曲,主干分升、降两支。升支进入横结肠系膜与中结肠动脉吻合,降支下行进

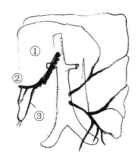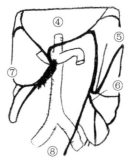

①肠系膜上动脉
②右结肠动脉
③回结肠动脉
④中结肠动脉
⑤左结肠动脉
⑥乙状结肠动脉
⑦肠系膜上动脉
⑧直肠上动脉

双肠系膜下动脉，中结肠动脉缺如，　　肠系膜下动脉缺如，左半结肠
横结肠由副肠系膜下动脉分支分布　　系膜上动脉分支分布

图 1-3-3　肠系膜下动脉分支和走行分布

入乙状结肠系膜与乙状结肠动脉吻合,沿途分支,分布于降结肠和脾曲。

(2) 乙状结肠动脉　　乙状结肠动脉经腹膜深面斜向左下方,进入乙状结肠系膜内,各分出升支和降支,互相吻合成动脉弓,分支分布于乙状结肠。降支与直肠上动脉之间缺乏边缘动脉。两动脉之间称 Sudeck 点。若在此点以下结扎直肠上动脉,将引起直肠上部坏死。

(3) 边缘动脉　　边缘动脉是指各结肠动脉的结肠支在结肠系膜缘吻合的动脉弓而言,肠系膜上、下脉的血流借边缘和动脉相互交通。从边缘动脉至肠管的终末支称直动脉。直动脉有长支和短支两种(图 1-3-4)。

1) 长支:在系膜缘(或系膜带)处,或在长支的起点附近又分为前、后两支,沿结肠的前后面,经浆膜与肌层之

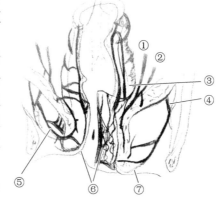

①直肠下静脉
②膀胱下静脉
③外膜下静脉丛
④阴部静脉丛
⑤肛门静脉
⑥内痔丛
⑦外痔丛

图 1-3-4　结肠静脉分支和走行分布

间,至系膜缘的对侧缘,分布于对系膜面的 1/3 肠管,最后,前后两支在独立带与网膜带之间构成极不充分的血管吻合,这是结肠血液供应的一个重要特点。

2) 短支:起于边缘动脉或长支,一般 2~3 支,在系膜缘立即穿入肠壁,供系膜面的 2/3 肠管。短支和长支共同营养结肠壁的系膜部分,故此部肠壁血液供应相当丰富。而肠壁的其余部分仅由长支营养,血管是贫乏的,故在结肠壁做纵向切口时,宜在独立带与网膜带之间进行。有报道称损伤 1 长支可使肠管坏死约 2.5 cm,因此,结肠切除时为了保留足够的直动脉,边缘动脉应在肠管断端远 1 cm 处结孔。

结肠的静脉分布大致与动脉相同。右半结肠的静脉汇入肠系膜上静脉,然后注入门静脉。左半结脉的静脉汇入肠系膜下静脉,然后经脾静脉或肠系膜上静脉入门静脉。

(二) 肛门直肠血管

肛门直肠血管主要来自直肠上动脉,其次是直肠下动脉、肛门动脉和骶中动脉等。

1. 直肠上动脉（痔上动脉）

直肠上动脉是肠系膜下动脉的终末血管，即肠系膜下动脉跨越左髂总动脉以下的部分。该动脉的起点平面多数平第 1 骶椎（占 53.3%）。主干经乙状结肠系膜的两层间进入盆腔，约至第 3 骶椎高度，在直肠后壁的中部，分为左、右两支。动脉分支平面可有个体差异。直肠上动脉的分支最初在直肠的后面，以后绕至外侧，每支再分数支穿直肠壁达黏膜下。其终末支相互吻合，并与痔中、上动脉的分支在齿线以上亦有吻合。

2. 直肠下动脉（痔中动脉）

直肠下动脉是髂内动脉的分支，在腹膜下向前内行，经直肠侧韧带达直肠下段的前壁。动脉的变异很大，两侧直肠下动脉很少出现对称性起源、同等长度和一样行程或两侧数目相等的情况，有时甚至缺如或多达 2~3 支。动脉管径一般很小（0.1~0.25 cm），断裂后不致引起严重出血；但有 10% 的病例其出血也可能很剧烈，故手术时也应予以结扎。

3. 肛门动脉（痔下动脉）

肛门动脉起自阴部内动脉，经坐骨直肠窝外侧壁上的 Alcock 管至肛管，主要分布于肛提肌、内外括约肌和肛周皮肤，也分布至下部直肠。肛门动脉与痔中、上动脉，对侧的血管虽也有吻合支，但一般很细小，不致引起大出血。

两侧肛门动脉在肛后联合处约 85.4% 的人无吻合，致使肛后联合组织的血管密度较前联合和两侧为低，形成乏血管区。内括约肌内血管呈垂直方向进入肌纤维，内括约肌痉挛性收缩时可压迫血管，更易加重肛后联合的缺血现象。故肛门动脉的局部供血特点，可能是原发性慢性肛裂好发于肛后联合的原因之一。

4. 骶中动脉

骶中动脉起自腹主动脉分歧部上方约 1 cm 处的动脉后壁，沿第 4、第 5 腰椎和骶尾骨前面下降，行于腹主动脉、左髂总静脉、骶前神经、痔上血管和直肠的后面，其某些终末分支可沿肛提肌的肛尾缝下降至肛管和直肠。骶中动脉在外科上的意义是切除直肠时，将直肠由骶骨前面下拉，在与尾骨分离时，切断此动脉可能会引起止血困难。

5. 肛门直肠静脉

肛门直肠静脉来自两组静脉丛，即黏膜下静脉丛和外膜下静脉丛。

（1）黏膜下静脉丛　位于整个直肠的黏膜下层，静脉丛呈横行环状排列。其旁支穿经直肠肌层，在外膜下列成大量的斜行静脉，即外膜下静脉丛。

齿线以上肛管的黏膜下丛，又名内（上）痔丛。此静脉丛在直肠柱内呈囊状膨大，各膨大以横支相连。其旁支汇合成 5~6 支集合静脉垂直向上，行约 8 cm，穿出直肠壁与外膜下静脉丛相连。

齿线以下肛管的静脉丛，称外（下）痔丛。此静脉丛位于直肠肌层表面和肛门皮下，由肛管壁内静脉、肛周静脉、直肠壁外静脉汇集而成，沿外括约肌外缘连成一个边缘静脉干。

（2）外膜下静脉丛　位于直肠肌层的外面，较黏膜下静脉粗大，由稀疏、不规则的斜行静脉相互交织而成。内痔丛的旁支在此汇成直肠上静脉（痔上静脉），经肠系膜下静脉入门静脉。外痔丛分别汇入直肠上静脉、直肠下静脉和肛门静脉。直肠上静脉不成对，向上与肠系膜下静脉相延续，静脉内无瓣膜。直肠下静脉成对，有瓣膜，伴随同名动脉注入髂内静脉。肛门静脉成对，有瓣膜，注入阴部内静脉。

二、神经支配

（一）结肠神经

1. 交感神经

结肠的交感神经主要来自肠系膜上丛和肠系膜下丛。肠系膜上丛为腹腔丛向下的连续，位于肠系膜上动脉的根部。丛的上部有肠系膜上神经节，来自脊髓第 10 胸节至第 3 腰节侧角内的交感神经节前纤维至此节交换神经元，节后纤维形成次级的神经丛，伴随肠系膜上动脉的分支分布于盲肠阑尾、升结肠和横结肠右半（即右半结肠）。

2. 副交感神经

右半结肠的副交感神经一般认为来自右迷走神经的腹腔支。该支参加腹腔丛和肠系膜上丛后，伴肠系膜上动脉及其分支，分布至盲肠阑尾、升结肠及横结肠右半。左半结肠的副交感神经来自脊髓第 2 至第 4 骶节侧角，经骶神经出脊髓后合成盆内性神经至下腹下丛，与交感神经相混。这些神经纤维除分布于直肠、膀胱等盆腔器官外，其中部分纤维向上行，经上腹下丛到肠系膜下丛，伴肠系膜下动脉及其分支，分布于结肠脾曲、降结肠、乙状结肠及直肠上部。

（二）结肠传入神经

结肠的传入神经纤维混合在交感与副交感神经（迷走神经或盆内脏神经）中，其神经细胞体在脊神经节或脑神经节内。一般说，大肠的痛觉是经交感神经传导的，这种纤维的神经元在神经节内，并经后根入脊髓。结肠的痛觉传导纤维经胸、腰内脏神经。

（三）肛门直肠神经

肛门直肠神经主要来自下腹下丛（盆丛）。下腹下丛为前后 5 ± 0.83 cm，上下 3.08 ± 0.58 cm 的四角形网状扁平神经丛。位于腹膜反折部以下至肛提肌之间（骨盆直肠间隙）的腹膜外组织内，居髂内动脉与直肠之间。盆丛的组成成分主要来自腹主动丛的骶前神经（交感纤维）和来自 S2～S4 的盆内脏神经（副交感纤维）。

1. 盆丛神经

盆丛发出的纤维与肠内动脉的分支伴行，分布于盆内器官。与肛门直肠有关的神经为直肠支。直肠支起自盆丛的前下角和下缘，散在地穿入直肠壁，大致可分上、下两群。

（1）上群　2～3 支，于腹膜反折线下方（距反折线 2 cm 以内）穿入肠壁。有部分分支沿直肠上动静脉逆行向上，再沿肠系膜下动脉的分支，分布于左半结肠。

（2）下群　紧贴直肠的肛提肌附着缘上方，即距齿线上方 2 cm 以内（距肛缘 2～4 cm）穿入肠壁。下群的部分分支在直肠壁内下行，穿入内括约肌呈树枝状分布；另一部分经联合纵肌达括约肌间沟，分布于肛门皮下。

2. 盆内脏神经

盆内脏神经由骶神经根发出后前行，穿出骶前筋膜后，在直肠前外侧穿入盆脏筋膜加入盆丛。由盆丛前下角发出直肠支，经直肠侧韧带到直肠。因此，直肠原位时，盆内脏神经与盆丛的直肠支只隔有筋膜和一些疏松组织，并呈紧贴状态；牵拉直肠以后，这种位置关系可以发生改变。因此,术中不应过于牵拉直肠,游离直肠应在直肠侧韧带切断之后,以避免盆内脏神经牵拉损伤。

盆内脏神经除分布于直肠外,尚分布于膀胱、尿道和生殖器官,盆内手术时易受损伤,引起膀胱尿道功能失调和性功能障碍。

(四)肛门内括约肌神经

内括约肌内无 Auerbach 丛和壁内神经节。内括约肌近端内在神经元突触的数目逐渐减少,至远端即基本消失。内括约肌的交感神经来自下腹下神经;副交感神经即盆内脏神经,来自 S2~S4。副交感神经并不影响张力,但对维持张力有部分作用。

(五)直肠肛管的传入神经

直肠和上部肛管的内脏传入纤维在盆内脏神经内,沿副交感纤维至下腹下丛。直肠交感神经内无传入纤维,直肠的交感神经切除后未见明显的生理学变化。肛管的内脏传入纤维经肛门神经和阴部神经与躯体传入纤维伴行,两者感觉界限即躯体和内脏传入神经分界线,在齿线,或齿线上方约 1 cm。肛管的皮肤能感觉到触觉、温觉和痛觉,而直肠黏膜缺乏感觉,若肠壁紧张和局部缺血时直肠可产生痛觉。

第六节　肛管直肠的自制机制

肛门自制,即肛门有随意延缓排便、鉴别直肠内容物性质及保持夜间控制排便能力。参与此类功能的协同因素有很多,如肛门括约肌、肛门直肠感觉、直肠抑制反射、粪便的容积及调度、直肠容量及可耐受量、远端结肠的推进力及直肠的顺应性等。肛门自制是由上述多种因素交互作用的结果,各个因素的确切联系尚未明确。具体机制归纳如下。

一、贮袋功能(reservoir function)

结肠可容许粪便体积和压力的增加,只有当其超过某一极点时,方能激起蠕动,即所谓贮袋作用。此种功能的维持主要依赖于以下几个因素。

(一)机械性因素

乙状结肠外侧角和直肠横襞(Houston 瓣或直肠皱襞)有阻止或延缓粪便前进速度的作用。粪便的重量可增强此角度的栏栅作用。

(二)生理性因素

直肠的运动频率和收缩波幅均较高于乙状结肠,这种反方向的压力梯度,可阻止粪便下降,对维持直肠经常处于空虚和塌陷状态是必要的,对少量稀便和气体的控制是重要的。若结肠的贮袋作用遭到破坏,则结肠内粪便不断进入直肠,而直肠内粪便又不能借逆蠕动返回结肠,势必造成直肠粪便堆聚,压力上升,排便反射及便意频频不断,而外括约肌和耻骨直肠肌收缩过久而不能坚持,则必然引起失禁。

二、直肠顺应性(compliancy)

正常情况下,直肠内粪便容积大量增加时,肠腔内压下降或轻微上升,以维持肛门自制,此种特性称直肠的顺应性。它不但使直肠在排便前能贮存相当多的粪便,而且使排便动作推迟。顺应性过低可使便次增多,甚至肛门失禁;顺应性过高可造成慢性便秘。正常人的直肠顺应性为 1.53 ± 0.67 mL/kPa。最简单的方法是测定直肠最大耐受量来代表直肠顺应性,即患者因痛要求停止操作前能注入直肠乳胶基内的水或空气量。正常成人平均耐受量为 406 mL(范围为 $280\sim540$ mL)。

三、排便感

生理上,直肠被粪便或气囊充胀时,患者可感到直肠或骶区有特殊的感觉,一部分人大便失禁的原因就是由于排便感觉的缺失。

(1)肛管壁内感受器　　上为齿线以上 $10\sim15$ mm,下至肛缘皮肤,上皮内感觉神经末梢极为丰富,包括游离神经末梢(痛觉)、Messner 小体(触觉)、Krause 终球(冷觉)、Pacinian 小体和 Golgi Mazoni 小体(压觉或张力觉)、Genital 小体(摩擦觉),以及许多无名的感受器。肛管不同区域的神经末梢密度是不一致的。游离的无包膜的神经末梢,在齿线区较多,约 2/3 的感受器在栉膜区。肛周皮肤的感觉神经末梢与他处皮肤类似。这些感受器有精细的辨别觉,有助于肛门自制。而对直肠内容物性质的辨别觉被认为可能是直肠内压的作用。静息时,直肠内容物不会很快进入肛管造成不同的压力与感受器接触;当粪便或气体充胀直肠,反射性地引起肛内压下降(内括约肌宽息)时,内容物接触了感觉区,方可对其性质进行辨别,此即"试样反应"(sampling response)。由于肛管区感受器的面积很小,对大便临近肛缘时仅能起到暂时的警报作用,故对肛门自制的实际意义不大。

(2)排便感受器　　位于耻骨直肠肌或附近的结缔组织中。用指压法检查证实,多数人便意感在耻骨直肠肌区最明显。当直肠压力达 2.8 kPa,容量达 114.4 mL 时,便意能持续 1 min,且伴有 4 ± 1.6 次/min 收缩波,其波幅与静息时的直肠蠕动波明显不同。若连续多次测定,则达到同一感觉的容量将越来越大,提示排便感受器具有"易疲劳性"。有一种肠道传输缓慢的便秘患者,其三种感觉(阈值感觉容量、持续便意容量、最大耐受量)的容量均明显增加,便意时直肠收缩波亦明显减少(1.7 ± 0.6 次/min)。

(3)感觉神经通路　　临床实验表明,若切断双侧骶神经则排便感觉严重丧失;若保留双侧 S1、S2 神经,虽直肠充胀觉丧失,内括约肌反射仍保存。保留 S2 神经,充胀直肠时能引起外括约肌肌电活动暂时增强。单侧切断骶神经,不出现排便感觉障碍。

总之,排便感觉对肛门自制的维持十分重要。在一些将直肠全部切除或吻合口贴近肛管的前切除术患者,术后由于丧失了排便感受器,患者缺乏便意感觉,直到大便接触肛管皮肤时方始被患者察觉,此时主动收缩外括约肌方能阻止大便继续漏出,大便稀薄则常难于控制。因此,患者均存在程度不同的大便失禁。术后患者需通过学习并反复实践,位于耻骨直肠肌中的感受器功能可逐渐代偿,从而重新建立起排便反射及获知便意。

四、压力差学说

肛管直肠内压测定的结果表明,肛管是个高压区,平均 25～120 mmHg[*],它为对抗直肠内压(平均 5～20 mmHg)提供了一个有效的屏障。据文献报道,维持肛门自制必需的肛管静息压不能低于 12 mmHg,最高压力不能低于 25 mmHg。若低于必需压力值,即发生肛门失禁。肛管静息压主要由内括约肌张力形成,约占 85%,由外括约肌所致者仅占 15%。静息压的最高点距肛缘 2 cm 处,自此向上递减,可能与内括约肌上端较薄、下缘较厚的形态有关,其与直肠静息压构成一个向心形的渐降梯度,从而形成一个压力屏障,这对于维持肛门自制有重要意义。排便时,直肠压由 0.4 kPa 升至 14.7 kPa,而肛管压由 6.8 kPa 降至 3.1 kPa,使原来的压力梯度逆转,粪便在这一压力差下被驱出肛门,这种"排便时直肠肛管压力梯度逆转"是正常排便的重要特征。

五、构筑学原理

肛直肠角(anorecta1angle)是指直场下段与肛管轴线形成的夹角,由耻骨直肠肌向前牵拉而成。肛直肠角静息时 90°～105°,随意性停滞排便时 60°～90°,排便时 120°～180°。腹内压增高时,肛直肠角变得更小,因而增强了耻骨直肠肌收缩时产生机械性瓣膜的作用。排便时,该肌松弛,角度变钝,从而直肠肛管呈漏斗状,以利于粪便排出。

六、肛门括约肌

肛管横纹肌纤维排列模式有 3 种:双套管式、三样式,以及双"8"字形排列。肛门自制功能取决于括约肌纤维的解剖学排列。

七、反射

直肠内括约肌松弛反射,即直肠扩张时立刻引起内括约肌松弛的反射,是反映内括约肌功能的重要指标。内括约肌不能迟缓者,排便将十分困难。先天性巨结肠患者因内括约肌失弛缓而有严重的便秘。目前已将该反射缺乏作为诊断先天性巨结肠的重要方法,其准确性高达 92%。直肠内括约肌松弛反射不仅呈"容量依赖性"(在一定范围内,直肠扩张量越大,肛压下降越多,持续时间越长),还显示了"速度依赖性"(直肠扩张越快,肛压下降越快,幅度越大),这种特性与正常排便或便秘均有密切关系。当粪便量多、进入直肠速度较快时,

＊ mmHg 即毫米汞柱,1 kPa＝7.500 616 827 041 7 mmHg。

内括约肌迅速、充分松弛,粪块下降接触肛管上皮,引发"试样反应",促进排便过程;而当直肠壶头中粪便较少,或进入速度缓慢时,则不易引起排便反射。

在正常情况下,除直肠内括约肌反射外,还有内括约肌收缩则直肠松弛的逆向反射。外括约肌随意性收缩通过内括约肌的逆向反射作用,使直肠扩张,粪便停滞,达到自制的目的,此即所谓"随意性抑制作用"。临床上对外括约肌损伤造成肛门失禁的患者,修复时应考虑内括约肌的重要性。同时,过分扩张内括约肌或将该肌全长切断1/2时,将损害对稀便和矢气的精细控制。

膀胱肛门反射:尿道和肛门括约肌的神经共同来自腹下神经、盆神经和阴部神经,即两者受同一神经支配。当排尿时,外括约肌电活动全部抑制,而内括约肌肌电活动增加。因此,排尿时内括约肌的活动对维持肛门自制起着特殊的重要作用。

盆底肌及外括约肌的反射性收缩对自制有维持作用。咳嗽、讲话和改变体位都会兴奋这些肌肉的牵张感受器,反射性地引起肌张力增强。逐渐加大直肠的扩张度,可相应地使肛管内压升高至 $7.84\sim12.74$ kPa 水平,继续扩张直肠刺激括约肌随意性收缩,则肛管内压可高达 39.23 kPa。直肠壁依从性扩张缓冲升高的压力,也可实现贮袋功能帮助自制。但须注意,盆底横纹肌(外括约肌、耻骨直肠肌)易疲劳,随意性收缩仅能维持 $40\sim60$ s,这在正常情况下引起 Debray 抑制反射,增大直肠顺应性就足够;若直肠炎症或直肠壁纤维性变,则可引起直肠顺应性降低,影响自制。

八、肛门海绵体

肛管黏膜下和皮下的血管组织称"肛门海绵体,即肛垫(corpuscavernosum of theauns),有膨胀和缩小的功能,膨胀时 3 个肛垫犹如心脏的三尖瓣可密闭肛管,提供最有效的肛门自制。有些痔切除的患者,术后出现失禁现象,可能是损伤肛垫之故。因为黏膜切除过多不仅影响精细控制,而且破坏感觉神经末梢和黏膜感受器。

上述,维持肛门自制的因素很多,它涉及随意性和非随意性自制,两者区别点可能是粗、细之分:前者属粗控制,是指对大粪块、固体便的控制能力;后者属细控制,是指对小粪块、稀便和排气的控制能力。

·························· 参 考 文 献 ··························

[1] 张东铭.肛门部的血管配布.第二军医大学学报,1986,6(2):3.
[2] 张东铭.大肠肛门局部解剖与手术学.合肥:安徽科学技术出版社,1998.
[3] 李实忠,屠岳,喻德洪.正常国人肛肠动力学研究.中国肛肠病杂志,1991,3:3.
[4] 藤冈正树.低位前方切除术后的直肠肛门机能に关する病态生理学的研究.日本大肠肛门病会志,1981,34:650-659.

第四章　肛瘘的发病基础

目前一般认为肛瘘的最初发病形式是肛周脓肿,在经过切开引流处理后,往往都会发展成肛瘘,因此,肛瘘和肛周脓肿是一个疾病的两个不同时期,肛周脓肿是急性发作,肛瘘肛周脓肿后的慢性期。

一、肛瘘的病因

目前我们还不清楚为什么有的患者能完全治愈,而有的患者却会复发。还有一些影响肛瘘治愈的危险因素及保护因素还没有得到完全的阐明,在大多数情况下,肛瘘的发病因素有以下几种。

1. 肛隐窝腺体的感染

肛隐窝腺体被细菌或分泌物堵塞,感染物不断进入腺体而引起肛瘘。

2. 肠道的炎性疾病

由于肠道的炎性疾病,可使肛周更易引发感染而发生肛瘘。

3. 结核病

少数的肛瘘是结核性,结核感染往往是继发性的。

4. 人类自身免疫病毒感染

自身免疫的缺陷也可使肛门发生感染而引发脓肿。

5. 手术及外伤

手术及外伤导致肛门部黏膜的破坏,细菌更易侵入而发生感染。

6. 恶性肿瘤

恶性肿瘤可以导致机体的免疫功能减弱而引发各种感染。

7. 性激素影响

肛周脓肿或肛瘘患者大多为男性,也进一步说明雄性激素有可能诱发疾病的发生。

8. 医源性感染

注射硬化剂、局部麻醉等。

9. 血行感染

其他疾病如血液病、糖尿病等。

二、肛瘘的形成

(一)肛隐窝的解剖

一般人的肛门部会有6~8个漏斗状的肛隐窝分布于各个肛腺上。机体的免疫功能减弱或大便性状改变等使感染性物质通过肛隐窝进入肛腺导管。如进入齿线上方的肛腺就会引起肛提肌上脓肿形成高位肛瘘，进入齿线下方肛腺就会引起肛提肌下方脓肿形成低位肛瘘。一般来说，人体的正常肠道的免疫机制包括特异性防御机构和非特异性复合性防御机构。特异性防御机构只有是分泌性 IgA，而非特异性复合性防御机构主要包括肠道的酸碱度、黏液、肠道上皮、肠道运动、酶活性物质。如果机体的肛腺上皮内 IgA 分泌细胞减少或缺如，肛腺上皮呈扁平上皮化生，产生黏液能力低下，潴留于隐窝内的非特异防御成分流失而引起的隐窝腺免疫功能不全，就会诱发肛瘘的发生。流行病学的研究也证明 20%～30% 的肛瘘患者具有肠炎史和腹泻史。

（二）肛周间隙的解剖定位

肛周的间隙可分为肛提肌间隙和肛提肌下间隙。肛提肌间隙有骨盆直肠间隙位于腹膜下直肠两侧；直肠后间隙位于直肠与骶前筋膜之间；肛提肌后间隙位于环绕直肠后外侧。肛提肌下间隙有黏膜下间隙位于齿线以上黏膜与内括约肌之间；皮下间隙位于肛周皮肤与外括约肌皮下部之间；坐骨直肠间隙位于肛门直肠两侧；肛管后浅间隙位于肛尾韧带浅面；肛管后深间隙位于肛尾韧带深面；肛管前深浅间隙分别位于会阴体的深浅面；括约肌间间隙位于内外括约肌之间，共 4 个；中央间隙位于联合纵肌下端与外括约肌皮下部之间，由于肛周脓肿是在肛周间隙中形成，根据肛周间隙的分布可将肛周脓肿分成皮下脓肿、坐骨直肠脓肿、括约肌间脓肿、肛提肌上脓肿。

（三）感染播撒的解剖途径

1. 垂直播散

感染从括约肌间隙开始，向上传播至坐骨直肠间隙；骨盆直肠间隙和直肠间隙，向下可传播至中央间隙和皮下间隙。

2. 横向播散

感染从括约肌间隙开始，向外穿过外括约肌到坐骨直肠间隙向上可至骨盆直肠间隙，向下至皮下间隙，向内穿过内括约肌可至肛后间隙。

3. 环状播散

肛提肌下间隙、括约肌间隙、中央间隙、皮下间隙均为肛周的环状间隙，位于间隙后方的感染分别向两侧传播，从而形成马蹄型肛瘘。

4. 放射状播散

感染从中央间隙开始，可分别向四周播散，向上可至括约肌间隙，向下至皮下间隙，向内至黏膜下间隙，向外至坐骨直肠间隙。

（四）关于肛瘘的几个疑问

1. 肛瘘好发于肛后中线

大约 2/3 的肛瘘内口位置都在肛后中线，从解剖学角度来看，主要是因为肛管后部的肛腺较密集，大约占到整个肛腺的 84%；而且位于肛后壁的隐窝相对于其他部位要大，从解剖学因素来说，整个肛管倾斜于肛后壁，粪质及感染性物质较容易滞留于肛后壁。

2. 新生儿好发肛瘘的原因

新生儿出生后 2 周内,肠道的防御机构主要依靠母乳中的 IgA,随着时间的推移,婴儿体内母乳的 IgA 下降,自身的肠绒毛开始形成,开始分泌自身的 IgA,自身的黏膜屏障也开始形成,到了 1 周岁以后自身的 IgA 和黏膜屏障完全建立。因此,婴儿在出生后 2～3 个月内是比较容易发生肛瘘的,且人工喂养的婴儿较母乳喂养的婴儿更容易发生肛瘘,但大多数婴儿的肛瘘可以自然痊愈。

3. 肛瘘的发病率男性大于女性的原因

(1)解剖学因素　　女性肛腺导管平直,不如男性弯曲,分泌物不易滞留。

(2)免疫学因素　　标志 T 淋巴细胞及补体系统功能的免疫学标志,男性要明显低于女性。

(3)性激素因素　　肛腺是性激素的靶器官,性激素对促肛腺活动起主导作用,女性 10 岁以前肛腺分泌活动低下。

雄激素的发育与肛瘘的关系:在新生儿时期,睾丸还没有发育健全,机体的雄激素主要来自母体还有自身副肾性雄激素,此时肛腺会有一过性的分泌过盛,易感染,引起肛腺炎,最后肛瘘形成。这也可以说明新生儿好发肛瘘的原因;在青春前期,睾丸开始慢慢发育,此时雄激素水平开始下降,肛腺的分泌减少,开始慢慢萎缩,因此很少出现肛瘘;到了青春期,睾丸发育成熟,自身的雄激素水平也开始升高,肛腺急剧增长并且分泌旺盛,此时也容易感染,好发肛瘘,因此反复发作的重症及复杂性肛瘘多集中于壮年男性;到了老年期,睾丸开始萎缩,雄激素水平也开始下降,肛腺萎缩,此时不易发生肛瘘,因此老年人肛瘘极为少见。

结合上述因素,肛瘘总的发病机制可以概括为由于性激素、局部炎症、肛腺管的解剖学因素、病毒性及个体免疫能力的影响导致肛腺的分泌活动增加,肛腺导管开口部狭窄,腺腔内分泌物潴留形成初期的脓肿,随着肛周脓肿的走行发展,最终形成临床肛瘘。

但也有研究表明肛瘘并非全部继发于肛周脓肿,导管直型腺源性脓肿致肛瘘率为 85.3%,而导管弯曲型或混合型肛腺多半不致瘘。肠源性细菌性脓肿致瘘率为 54.4%,而皮肤源性细菌性脓肿不会继发肛瘘。肛瘘内细菌量的毒力均少于脓肿。74.1% 的脓肿不在括约肌肌间隙内。

(五)有关肛周感染性疾病病因病理的几种学说

1. 隐窝腺学说

Eisenhammer 在 1956 年根据肛腺解剖学的特点提出来"隐窝腺学说",Park 于 1961 年提供了组织学证据证明这一理论的正确性。因而隐窝腺学说成为大多数学者接受的肛周感染性疾病的发病学说,该学说认为肛腺开口于肛隐窝,一般情况下肛隐窝呈闭合状态,当发生腹泻时细小的粪便颗粒易进入并积存于肛隐窝中而致发生肛隐窝炎,或因便秘,排便时干硬擦伤肛瓣也可引发肛隐窝炎。肛隐窝一旦发生感染,便扩张松弛,肠腔污物则更易进入肛隐窝中,炎症进一步发展,即可通过肛腺管穿过内括约肌蔓延形成括约肌间脓肿,然后脓肿就可以联合纵肌的固有间隙向周围蔓延,向上则成为高位括约肌肌间脓肿,穿过直肠环则形成骨盆直肠间隙脓肿,向下经括约肌间沟进入肛周皮下形成皮下脓肿,向外穿过外括约肌亦可形成骨盆直肠间隙脓肿,向后可形成肛管后间隙脓肿或直肠后间隙脓肿,大约 90% 肛周脓肿是肛腺感染引起,而单纯脓肿切排只能引流脓液,不能清除感染肛腺,故易复发及遗留肛瘘。总的来说,隐窝腺学说认为感染是从隐窝腺进入的,原发脓肿的位置是肛门括约肌间,细菌的侵入途径是肛隐窝-肛腺管-肛腺-括约肌肌间隙-肛周间隙。根据该学说,肛周脓肿、肛瘘的原发灶就是感染的肛隐窝,即内口,故手术为求一期根治,彻底治愈肛瘘,必须彻底清除感染的肛隐窝、肛腺及导管。

2. 中央间隙学说

从 20 世纪 60 年代起,有些学者陆续对"肛隐窝腺感染学说"提出质疑。Callagher 仔细检查了 29 例肛周脓肿与肛隐窝的关系,发现仅有 5 例与肛隐窝相通,在临床上各类肛门直肠脓肿中,肛管周围脓肿所占比例最大,也就是形成括约肌间瘘的比例最大。比 Eisenhammer 所报道的 90% 要小得多,Ramanujam 报道为 21.4%。故"肛隐窝腺感染学说"尚不能完全阐明肛瘘的发病过程。埃及学者 Shafik 认为肛腺是胚胎时期肛直窦发育的遗迹,而不是真正的腺体,肛直窦是由肛管直肠套叠而成,若出生后继续保留或部分内闭,即可在肛管黏膜下出现上皮样管状物,即所谓的"肛腺",并提出中央间隙对应的肛管皮肤有其解剖特点。

(1)此处皮肤借纤维隔与中央间隙直接相连,较坚硬,缺乏弹性。

(2)皮肤深面是内括约肌下缘与外括约肌皮下部之间的间隙,缺乏肌肉的支持。

(3)研究资料证实,正常人有 10% 的黏膜深层发现有上皮细胞群,据说该细胞是胚胎时期肛直窦的遗迹,对病菌的易感性强。当与中央间隙相邻肛管皮肤受到感染后,细菌就可以与上皮细胞群结合进而延着括约肌间沟侵入到中央间隙。

根据对肛门解剖和排便机制的研究,Shafik 在 1980 年提出了中央间隙感染学说。该学说认为细菌侵入肛周组织的门户并不是肛隐窝,而是破损的肛管上皮;不是沿肛腺形成括约肌肌间脓肿,而是在中央间隙内先形成中央脓肿,继而脓肿沿纤维间隔向四周蔓延。这一理论很好地解释了中央间隙肛周脓肿发生率较高的临床现象。因此中央间隙学说认为感染是从肛管上皮侵入的,原发脓肿的位置的中央脓肿,细菌侵入的途径是黏膜上皮、残留上皮、括约肌间隔、中央间隙、周围间隙。临床手术要求清除中央间隙的坏死组织,达到根治脓肿、肛瘘的目的。

3. 上皮细胞致病学说

上皮细胞致病学说最初由杨向东等提出。他们经 60 例肛瘘患者的组织学研究发现 90% 患者在肛瘘附近齿状线以下的黏膜下层、内括约肌下部及中央间隙中可以检测到上皮细胞,这些细胞可以通过破损处、血流、微生物进入直肠周围组织,形成慢性周围直肠脓肿。若上皮细胞坏死,肛瘘可自行痊愈;若上皮细胞残留,则术后可能复发。如果这个理论成立,可以解释一些高位复杂性脓肿或肛瘘经历多次手术不愈的原因,也提示我们在行括约肌保留手术方式的研究中应以此为戒,方可提高治愈率。

(六)肛周脓肿演变成肛瘘的过程

肛瘘是肛管直肠周围感染和脓肿的后遗疾病。肛周脓肿在切开引流或自行破溃后,脓腔开始逐渐缩小,但是由于肠腔含有大量的高度感染的内容物,并不断反复由最初的感染病灶即内口进入脓腔内,同时脓腔在愈合缩小的过程中成为迂曲的管状腔道,引流不畅,不易完全愈合,日久后腔道周围有许多瘢痕组织,更妨碍愈合,最终形成慢性肛瘘。肛瘘外口经常有少量渗出液或脓液流出,肛瘘逐渐转为慢性期,此时有外口自行闭合的情况,也没有脓液流出,但由于患者饮食或者其他原因,疾病可再度转为急性,脓液可在某处不断聚集,再度转变为肛周脓肿,之后又再度破溃,脓液流出,周而复始。但也可以出现不同的情况,如果外口不能及时破溃,则脓肿可能会在另一处自行穿破,形成新的外口,原来的外口也可再度溃破,从而形成多个外口的复杂型肛瘘。肛瘘的内口仅有一个,最常见的是齿线后方正中,也就是截石位 6 点;其次为前方正中,大多数的肛瘘一般为化脓性感染所致,长期存在且有很多瘢痕组织的复杂性肛瘘,甚至可能发生癌变。

(七) 肛周脓肿变成肛瘘的原因

(1) 肛门直肠周围脓肿破溃或切开多在肛门外,脓液从外口流出,但原发感染多在肛窦。肛窦则是继发感染的门户,反复感染,形成瘘管。

(2) 瘘管多在肛门括约肌之间通过,由于括约肌经常不断地收缩与舒张,压迫瘘管,影响脓液的排除,容易储脓感染而难以愈合。

(3) 直肠内有一定的压力,直肠感染物质如粪便、气体,可经常不断地从内口进入瘘管,刺激腔壁,继发感染后由外口排出,也是造成瘘管的原因。

(4) 肛门直肠周围脓肿破溃后,脓液排出,脓腔逐渐缩小,外部破溃口和切口也缩小,腔壁形成结缔组织增生的坚硬管道壁,因而不能自然闭合。

(5) 瘘管弯曲,或有窦、分支,引流不通畅,脓液潴留,反复感染,造成瘘管不易愈合。

(6) 肛门静脉回流不畅,局部经常淤血,组织营养不良,影响愈合。

(7) 结核杆菌、放线菌等感染所形成的脓肿、CD 等难以自愈而形成特殊性肛瘘。

参 考 文 献

[1] Eisenhammer S, Reilly J C. The anorectal fistulous abscess and fistula[J]. Diseases of the Colon & Rectum, 1966, 9: 9 - 106.

[2] Shafik A. A new concept of the anatomy of the anal sphincter mechanism and the physiology of defecation. XXVI fistula-in-ano. A new theory of pathogenesis Colo-proctology, 1988,10: 148.

第五章 中国历代医家对肛瘘的认识

第一节 对肛瘘认识的历史沿革

一、春秋战国

早在春秋战国时期,我国医学家就已经提出了"瘘"的这个病名概念,其首见于《山海经》:"仓文赤尾,食者不痈,可以为瘘。"《韩非子》载:"鸡头已漏。"《庄子·则阳篇》云:"并溃漏发不择所出。"《素问·生气通天论篇》亦有记载:"陷脉为瘘,留连肉腠。"当时的"瘘"之一字不仅指肛瘘,还包括了全身各个部位的瘘管。于张家山汉墓出土的竹简《脉书》中有云"在篡,痛如枣,为牡痔;其痛有孔,汁出,为牝痔",于马王堆汉墓出土的帛书《五十二病方》中记载有"牡痔之居窍廉,大如枣窍(核),时养(痒)时痛",其中的"大如枣窍(核)"及"时养(痒)时痛者"与《脉书》中"痛如枣"及"汁出"对观的话,可知两者同出一辙,均指肛瘘。另外《五十二病方》对肛瘘的病因也有描述:"夫脏毒者,醇酒厚味、勤劳辛苦,蕴毒流注肛门结成肿块。"在肛瘘的治疗方面该书也记载了如"巢者""木痔""朐痒"等多种治疗肛肠病的方法,原文中"巢塞直者,杀狗,取其脬,以穿籥,入直(直肠)中,炊(吹)之,引出,徐以刀去其巢"指的是牵拉使痔瘘病灶暴露之后,加以切除的肛瘘牵引切除法,这也是关于肛瘘治疗方案最早的记载。另外该书中还最早描述了采用"煮一斗枣、一斗膏,以为四斗汁,置般(盘)中而居(跟)之"的坐浴疗法。

二、汉唐时期

到了汉唐时期,医学著作中对肛瘘的记载和描述均更为详尽丰富。东汉时期的《神农本草经》首次提出了痔瘘的病名,如"夫大病之主,痈肿恶疮、痔瘘瘿瘤",又如"夹癞疾、五痔、鼠漏乃邪在静脉,证见于肌肉皮肤"。同为东汉时期的医圣张仲景所著《伤寒论》中记载有"以食蜜炼后捻作梃,令头锐,大如指,长二寸许,冷后变硬,内谷道",创立了以栓剂治疗肛肠疾病的方法并沿用至今。晋代葛洪所著《肘后备急方》载"……土瓜根捣汁,筒吹肛门中……",其中的"筒"也就是现代所用灌肠器的雏形。同为晋代的医家皇甫谧在《针灸甲乙经》中载有"属性:痔痛,攒竹主之。痔,会阴主之。凡痔与阴相通者死,阴中诸病,前后相引痛……痔骨蚀,商丘主之。痔,篡痛,飞扬、委中及承扶主之。痔篡痛,承筋主之。脱肛下,刺气街主之。"除了首次提到肛门与阴道尿道合并症并强调其病预后甚差外,对针灸治疗痔瘘的方法也有具体的记载。隋代巢元方在《诸病源候论》中对肛瘘的病因有较为丰富的描述,如"一切痛疽,皆是疮瘘根本所患。痛之后脓汁不止,得冷即是鼠漏。""发痛之后,热毒未尽,重有风冷乘之,冷搏受砖肿,蕴结不消,……久则变成漏。""谷道,肛门大肠之候也。大肠虚热,其气热结肛门,故令生疮。""痔久不瘥,变为漏也。""脓漏候,是诸疮久不瘥成漏。"另外在此书中还同时记载有七痔之说,其中有关牡痔的原文为"即肛边如鼠乳,时时溃脓出血",被认为是我国最早对肛漏的临床描述,后世"痔漏"病名也始于此。唐代孙思邈在其所著的《千金方》中有云"牡痔,从孔中起,外肿五六日,自溃出脓血,皮主之"。此时痔瘘的治疗仍以内治法为主,针灸及药物外敷疗法时有配合使用。唐代王焘《外台秘要》中"以水三升,煮盐合使沸,适寒温,以竹筒灌下部,立通也。"首创以竹筒作为灌肠器结合盐水进行灌肠的方法。

三、宋金元时期

宋代《太平圣惠方·治痔瘘诸方》曰:"夫痔漏者,由诸痔毒气,结聚肛边,有疮或作鼠乳,或生结核,穿头之后,疮口不合,时有脓血,肠头肿痛,经久不差,故名痔漏也。"其对肛瘘的形成及主要临床表现均有较为详细的论述,且该书还创造了将砒霜溶于黄蜡中捻为条子并将其纳入痔漏疮窍中的治疗手段,也就是肛瘘的脱管疗法。《圣济总录》中与痔瘘相关的论述也较多,大多较为认同"肠僻为痔,劳伤过度,则毒气浸渍,肌肉穿穴,疮口不合,时有脓血,故成痔瘘。"同为宋代的医家窦汉卿在《疮病经验全书》中对肛瘘的病因、诊断等方面有详细的论述,如"坐马痈,此毒痈受在肾经,虚毒气热,毒伤于内大肠之经,并聚成毒,而成漏疮",并提出瘘有穿入脏腑和未穿入脏腑之分。金代刘完素所著《河间六书》认为肛瘘的病因病机以风热为主:"盖以风热不散,谷气流滋,传于下部,故令肛门肿满,结如梅李核,甚至乃变而为瘘也。"金元四大家之一、补土派医家李东垣在《证治十书》中记载可用寸金锭子治疗肛直肠漏,是用腐蚀剂治疗肛漏的最早记载。其后作为滋阴派代表的朱震亨在《丹溪心法》中把痔和漏分开,对漏的病因、分类和治疗做了更详细的记载,他认为瘘分九瘘,"漏者,诸瘘之溃漏也。狼瘘、鼠瘘、蝼瘘、蛄瘘、蜂瘘、虺瘘、蛴螬瘘、浮咀瘘、转筋瘘,古所谓九瘘也""痔漏归于大肠为病,皆风、热、燥、湿为之也",且他主张痔漏专以凉血为主,漏疮先服大剂量补药,以生气血之人参、黄芪、当归、白术、白芍为主,是该时期最具代表性观点。同时,熏洗法、外敷法、灸法等外治法得到广泛应用,如外用脱管方及后期生肌方药运用基本成熟,内外综合治疗,使肛瘘的中医治疗方案基本成型,奠定了中医外科治疗以消、托、补为治则的基础,是中医肛肠专科治疗水平的一个飞跃。在手术方式上,元代《永类钤方》已有记载"……瘘矣……刀线割剔治之",即后世的肛瘘切开挂线法。

四、明清时期

直至明清时期,对于肛瘘的认识及各种治疗方法进入一个经验总结及提炼升华的阶段,如明代《外科正宗》《外科十三方考》,清代的《医门补要》《疡医大全》等外科专科著作。明代陈实功所著《外科正宗》是里程碑式的巨作,不仅针对肛肠病以痔漏、脏毒单独立篇论述,还改良了枯痔疗法、挂线疗法,同时在《黄帝内经》整体观念和辨证论治的精神指导下提出一套内外兼治、整体与局部并重的方法,创造了许多新的内服外用方药,其中的部分方药至今仍在临床使用。他认为"痈疽虽属外科,用药即同内伤。所以"外不起者内加托药,表热甚者内必清热,气虚宜四君子汤,脉虚足冷温中,脉实身热凉膈。以此推之,内外自无两异。"并具体指出"初起寒热交作,大便坠痛,宜用轻剂解散。已成内热由干,大便秘结、脉沉实而有力者,当下之。肛门肿痛,常欲便而下坠作痛者,导湿热兼泻邪火。红肿疼痛,小便涩滞,小腹急胀者,清肝、利小便。出脓腥臭,疼痛不减,身热者,养血、健脾胃,更兼渗湿。脾胃虚弱,不能收敛者,滋肾气,急补脾胃。"另外书中还对结核性肛瘘等病的防治做了论述,"又有虚劳久嗽,痰火结肿内如粟者,破必成漏,沥尽气血必之。"明代李梴编撰的《医学入门》将瘘分三类,"瘘有穿肠、穿臀、穿阴之分。"明代陈文治所撰《疡科选粹》中认为痔久不愈也会成瘘:"痔疮绵延不愈湿热痰久,乃穿肠透穴,败坏肌肉,消损骨髓,而为之漏焉。"与《诸病源候论》中的"痔久不瘥,变为瘘也"相呼应。此后在清代较为早期的《古今国书集成·医部全录》也对历代的医学文献做了非常系统的整理,记录了十余种治疗痔漏方法,包括内治、外治、枯痔、熏洗等。在他之后的吴谦在《医宗金鉴·外科心法要诀·痔疮篇》中既总结提炼出了肛瘘的病因病机"痔疮形名亦多般,不外风湿燥热源,肛门内外俱可发,溃久成漏最难痊。",还概述了肛瘘的主要临床表现"破溃而出脓血,黄水浸淫,淋漓久不止者,为漏。"晚清余听鸿所著《外证医案汇编》中认为肛瘘与过食醇酒辛辣、房劳过度等有关:"肛漏者,皆肝脾肾三阴气血不足……始因醇酒辛辣,醉饱入房,疾奔久坐,筋脉横解,脏腑受伤。"并提出具体治疗方案"所以治漏之法,如堤之溃,如屋之漏,不补其漏,安能免乎,治漏者先顾气血为先,气旺血充,而能收蓄,使其不漏,可无害矣,津液日增,虚损可复。"清代林佩琴的《类证治裁》中亦呼应前人"然阴虚生热,或服饵辛毒,大肠燥秘,及忧恐气结,奔走劳动,致疮孔生管流脓,斯成瘘矣。"当然,除了出现很多全面整理古代文献的著作之外,这一时期还出现了一些手术治疗肛瘘的具体方案及现代手术器械。明代徐春甫在《古今医统大全》中首次对复杂性肛瘘有详尽且生动的描述"……脓水流久,内结鹤管珊瑚,譬犹山洞之水,涓涓日久,结为钟乳,鹅管技干蕃生,疮孔散出,形成蜂窝,烂瓜,肤残肉滔,久成痼疾,此皆外痔所致。"徐春甫此人自患肛漏17年,为求自治博览群书,运用古法自医不仅无功反中砒毒,后遇李春山,授其挂线疗法方获全功,因此他在书中对挂线疗法做了详细介绍,"上用草探一孔,引线系肠外,坠铅锤悬,取速效。药线日下,肠肌随长,假处既补,水逐线流,未穿疮孔,鹅管内消……不出二旬,线既过肛,如锤脱落,以药生肌,百治百中。"在其之后清代的赵濂所著《医门补要》中有云"痔漏挂线,用细铜针,穿药线,右手持针插入瘘管内,左手粗骨针插入肛内,钩出针头与药线,打一拉箍结,逐渐抽紧,如纽扣系药线稍坠之,七日管豁开,掺生肌药,一月收口。"对挂线治疗肛瘘的方法有更进一步的改良和发展,为肛瘘的治疗开创了新路;同时该书中也提出肛痈久不愈亦会造成肛瘘:"湿热下注大肠,从肛门先发疙瘩,渐大溃脓,内通大肠,日久难敛,或愈月余又溃,每见由此成瘘者……若咳嗽而成漏者,不治。"又如清代医家高文晋在《外科图说》中用图绘出我国古代医家自己创造设计的多种手术器械,其中的肛肠科器械有钩刀、弯刀、柳叶刀、笔刀、尖头刀、烙铁、过肛针、探肛筒等,这些手术器械设计独特,精巧实用,目前有一些仍被实用,如银丝探针。

第二节　肛瘘的病因病机

祖国医学认为肛瘘的致病因素有很多,不外乎外感风邪、热邪、火邪、湿邪、便秘,以及房劳过度、饮食肥甘厚味、恣酒、劳伤忧思、痔久不愈所致,脏毒痈肿溃破成瘘等。但临床实际情况,肛瘘致病因素往往不是单一因素,而是常见几种病因夹杂而致病。

一、外感风、热、燥、火、湿邪

金代刘完素《河间六书》里提到:"盖以风热不散,谷气流滋,传于下部,故令肛门肿满,结如梅李核,甚至乃变而为瘘也。"《本草纲目》载有"漏属虚与湿热"。清代赵濂《医门补要》云:"湿热下注大肠,内通大肠,日久难敛,或愈月余又溃"。清代吴谦《医宗金鉴》补充道:"痔疮形名亦多般,不外风湿燥热源,肛门内外俱可发,溃久成漏最难痊。"风乃百病之长,火热灼伤精液,腐化肌肉;风易携火热之邪侵犯机体,腐蚀肌肉,发为肛瘘;湿为阴邪,其性向下,性凝滞,多携风携火热,发为湿热之邪,湿热下行,阻遏气机升降,阻滞经络,血液运行不畅,筋脉交错,火热腐蚀肌肉而形成肛瘘。

二、过食醇酒辛辣,劳伤忧思

清代余听鸿所著《外症医案汇编》中记载:"肛漏者,皆肝脾肾三阴气血不足……始因醇酒辛辣,醉饱入房,疾奔久坐,筋脉横解,脏腑受伤。"又如唐代孙思邈《千金方》亦云:"若脏伤热,则肛门闭塞,大行不通,或肿,缩入生拖。若腑伤寒,则肛门,大行洞泄,肛门突出,良久乃入。"元代朱震亨《丹溪心法》云:"人唯坐卧风湿,醉饱房劳,生冷停寒,云:酒面积热,以致荣血失道,渗入大肠,此肠风脏毒之所由作也。"明代陈实功《外科正宗》中所云"夫脏毒者,醇酒厚味、勤劳辛苦,蕴毒流注肛门结成肿块。"也是对该病因的描述。清代林佩琴的《类证治裁》中亦云:"然阴虚生热,或服饵辛毒,大肠燥秘,及忧恐气结,奔走劳动,致疮孔生管流脓,斯成瘘矣。"

三、脏毒痈肿溃破成瘘

隋代巢元方《诸病源候论》提出异物刺激,肛周染毒,脏毒痈肿,肿溃破,流脓不止,经久不愈,形成肛漏。如"一切痈疽,皆是疮瘘根本所患。痈之后脓汁不止,得冷即是鼠漏。"又如:"脓瘘候,是诸疮久不瘥成瘘。"再如"寒气客于经络,血涩不通,壅结成痈。发痈之后,热毒未尽,重有风冷乘之,冷搏于肿,蕴结不消,故经久一瘥一发,久则变成瘘也。"这与临床当中的大部分肛瘘疾病的发病过程是相吻合的,肛痈溃后不能托毒外出,余毒未清,久不收口则致肛瘘。宋代《太平圣惠方》曰:"夫痔瘘者,有诸痔毒气,结聚肛边,有疮或作鼠乳,或生结核,穿穴之后,疮口不合,时有脓血,肠头肿痛,经久不差,故名痔瘘也。"清代赵濂《医门补要》

亦云:"湿热下注大肠,从肛门先发疙瘩,渐大溃脓,内通大肠,日久难敛,或愈月余又溃,每见由此成痨者……若咳嗽而成漏者,不治。"

四、痔久不愈成瘘

"痔久不愈成瘘"之说乃隋代巢元方于《诸病源候论》中所提出,原文有云:"痔久不瘥,变为瘘也。"但其含义并不是简单认为痔疮到了后期就变成肛瘘,这种情况在临床上并不常见。所谓的"痔久不愈成瘘"应该是指痔疮反复发作后病机发生变化,出现肛瘘这一变症,正如金代刘完素曰:"因而饱食,筋脉横解……故令肛门肿满,结如桃李,甚者而变成瘘也。"元代齐德之《外科精义》曰:"稍纵嗜欲,腐滑脓血,或逗流淫汁,岁月已深,旁穿窍穴,即变痔漏。"明代申斗垣《外科启玄》曰:"痔漏,乃痔疮日久不忌房事,破而流脓不收口者是也。"也就是说,痔疮日久不愈合可以成为引发肛瘘的诱因。元代徐春甫《古今医统》中载有"脓水流久……疮孔散出,形成蜂窝、烂瓜、肤残肉陷,久成痼疾,此皆外痔所致。"又如明代陈文治《疡科选粹》中曰:"痔疮绵延不愈,湿热瘀久,乃穿肠透穴,败坏肌肉,销损骨髓,而为之漏焉。""痔久不愈成瘘"之说也是对肛瘘病因病机认识的一个方面。

五、气血不足致肛瘘迁延不愈

明代薛己等撰《薛氏医案》中写道:"臀,膀胱经之所到也。居于小腹背处,这是阴中之阴,加之路远位偏,纵太阳经血旺,但气血难到,中年以后尤忧斯病。"提出气血不足是肛瘘迁延不愈的主要原因。

·· 参 考 文 献 ··

[1] 孙基然,刘洋,孙丽那,等.唐以前"牡痔、牝痔"病名考.中华医史杂志,2011,41(1):14-17.
[2] 潘远根,矿惠桃.《五十二病方》看先秦时期痔疫科成就.中华医史杂志,1983,13(3):190.
[3] 吴谦.医宗金鉴.北京:人民卫生出版社,2009:37,38,125,126.

第六章　肛瘘治疗的演变历程

第一节　中医学治疗肛瘘

一、内治法

内治法是我国古代医家治疗肛瘘最为常用的一种方法,其用药与治疗痔疮相似,但更加强调补益。正如宋代窦默《疮疡经验全书》中云:"治之须温补之剂补其内,生肌之药补其外。"明代陈实功所著《外科正宗》是里程碑式的巨作,不仅针对肛肠病以痔漏、脏毒单独立篇论述,还在《黄帝内经》整体观念和辨证论治的精神指导下提出了一套内外兼治、整体与局部并重的方法,创造了许多新的内服外用方药,其中的部分方药至今仍在临床使用。他认为"痈疽虽属外科,用药即同内伤"。因此,"外不起者内加托药,表热甚者内必清热,气虚宜四君子汤,脉虚足冷温中,脉实身热凉膈。以此推之,内外自无两异。"并具体指出"初起寒热交作,大便坠痛,宜用轻剂解散。已成内热由干,大便秘结、脉沉实而有力者,当下之。肛门肿痛,常欲便而下坠作痛者,导湿热兼泻邪火。红肿疼痛,小便涩滞,小腹急胀者,清肝、利小便。出脓腥臭,疼痛不减,身热者,养血、健脾胃,更兼渗湿。脾胃虚弱,不能收敛者,滋肾气,急补脾胃。"清代余听鸿《外科医案汇编》认为初期用清散之剂,求其内消;中期用托里透脓,清热化湿;脓成后则补气养血,兼清湿热。如"所以治漏之法,如堤之溃,如屋之漏,不补其漏,安能免乎,治漏者先顾气血为先,气旺血充,而能收蓄,使其不漏,可无害矣,津液日增,虚损可复。"而清代吴谦《医宗金鉴》亦认为治疗肛瘘应辨明内外阴阳,属阳易治,属阴难治。

二、外治法

《医学源流论》中说:"外科之法,最重外治。"外治法在肛瘘的治疗中占有非常重要的地位,它不但可以配合内治法以提高疗效,缩短疗程,而且许多疾病可以专用外治收效;而复杂性高位瘘管,更必须配合外治法。

中医外治法主要包括熏洗法、敷药法、药捻脱管法、切开法、挂线法、针灸疗法等。在手术前后,选取清热解毒、软坚散结、活血化瘀、消肿止痛、收敛生肌熏洗外敷药物于患处,取得相应的治疗效果,缓解患者的痛苦,提高疾病的治疗效果。挂线的治疗方法是中医学中治疗肛瘘的主要治疗方法,发展至今已经有了很大的改进。

(一) 熏洗法

熏洗法是指将药物水煎或用开水浸泡后,利用蒸汽熏蒸,熏后进行患部洗浴的一种治疗方法。古文献中称这种方法为"气熨""塌渍""淋洗"等,又称"坐浴法"。《五十二病方》中最早记载:治疗牝痔"未有巢者",采用"煮一斗枣,一斗膏,以为四斗汁,指般(盘)中而居(踞)之"。《素问》载有:"其有邪者,渍形以为汗",是借助药物和热力作用于机体,发挥祛除外邪、活血化瘀作用,从而达到气血通畅,气机条达目的。熏洗在临床应用十分广泛,疗效显著,一般适用于肛瘘急性期局部肿痛或术后熏洗等,其代表方有祛毒汤、苦参汤、五倍子汤、硝矾洗剂等。

(二) 敷药法

敷药法是在中医辨证论治的理论指导下,选用适当的药物和剂型,敷于患处,达到消炎止痛,促进局部肿痛消散或穿破引流,祛腐生肌的目的。在《五十二病方》中,记载有肛肠疾病使用的外治法,其中关于敷药法的就有十多种。用于外敷的方剂达110余首,并且对其功效、剂型剂量、具体部位操作方法,以及注意事项做了一一说明。对于敷药法的作用机制,散见于祖国医学书中。在《理瀹骈文》中载有:"病之所在,各有其位……就病以治病,皮肤隔而毛窍通,不见脏腑恰达脏腑也。"这个论述从人体整体和局部关系论述了敷药作用机制。常用的药物如下。

1. 油膏

常用的为软膏,将具有一定治疗作用的中药加工成细粉,或经溶媒提取后浓缩成的流浸膏,加入适宜的基质,均匀混合制成的一种半固体状态,具有均匀、细腻、软滑,稠度适宜,易于涂抹,性质稳定,无刺激等特点,适用于肛瘘术后换药用,常用的有生肌玉红膏等。

2. 箍围药

古时称为敷贴,它是借助药粉具有箍集围聚,收缩疫毒之作用,从而使肿疡消散或邪毒局限,需根据病情需要用相应液体调成糊状,方可使用该药,适用于肛瘘局部肿胀疼痛。

3. 掺药

掺药是指将多种不同的药物分别或共制成粉末,即成散剂,根据制方规律和治疗目的之不同,配成不同成方,掺布于油膏上或直接掺布于患处。根据其作用不同,适用于肛瘘有提脓祛腐药(如九一丹、八二丹),腐蚀药(如白降丹),生肌药(如生肌散、复方珠黄散),止血药(如止血散、白及散)等。

(三) 药捻脱管法

脱管法主要是根据药捻引流,同时早期应用具有腐蚀性的药条使管壁坏死脱落,后期应用生肌药祛腐生肌,治疗肛瘘的一种方法。最早记载应用药捻脱管法治疗肛瘘的是宋代《太平圣惠方》有将砒霜溶于黄蜡中,捻为条,纳入痔漏疮窍治疗肛瘘的记载。元代李东桓《证治十书》写道用寸金锭子治疗肛门直肠瘘,是腐蚀性药物治疗肛瘘的最早记载。明代的《医学入门》《外科正宗》等介绍了两种脱管的方法:一种是将药放在纸中,插入瘘管,蚀去恶肉,用生肌散收口;另一种是将药视疮大小深浅,做成棒或条,插入窍内。

(四) 切开法

《五十二病方》记载了最早肛瘘的手术方法:"巢塞直者,杀狗,取其脬,以穿籥龠,入直

（直肠）中，炊（吹）之，引出，徐以刀去其巢"。古人巧妙利用狗膀胱、竹管等制成的器具，将病变引出肛外，在直视下慢慢切割去除，术后并用中药外敷治疗。即用牵引法将痔漏病灶暴露后，再予以肛瘘牵引切除术。另外清代高文晋的《外科图说》对中医肛瘘切开术也有记载，还发明了镰形刀切开法，原文云"若久年漏症，初诊探以银丝，方能知其横飘直柱，以及浅深曲直之有通肛过桥之重症。然后每日用柳叶刀开其二三分，开后用絮止血，约半日去絮，乃上药版。通肛则用弯刀，若素有血证不可开，痨病脉数不可开，肛门前后不可开，……年均不可开。此治横飘之法也。"同时，针对肛瘘感染成脓时历代医家均认为以切开为要，唐代孙思邈《千金方》有云："破痈当令上留三分，近下一分针之。"可见对脓肿的切开术很早已应用。明代薛己《薛氏医案》等皆主张脓成者，宜及时切开，不可包脓养疮，其中有"凡疮毒已结不起者，但可补其气血；使脓速成而针去，不可论内消之法"。清代程国彭《医学心悟》亦有："脓已成熟，无暇待灼艾火照者，即宜用刀法开之……不得姑息因循，俾毒气越烂越深也。"明代陈实功《外科正宗》主张"凡疮毒既已成，当托其脓；脓即已成，当用针通，此举世自然之良规也。"

（五）挂线法

肛瘘挂线疗法首见于明代徐春甫《古今医统大全》："上用草探一孔，引线系肠外，坠铅垂悬，取速效。药线日下，肠肌随长，僻处既补水逐肠外，未穿疮孔，鹅管内消，七日间脏全如旧，譬筑堤决防水，既归槽，堤流俱涸有何泛滥，脱线日期，在疮远近，或旬日半月，不出二旬，线既过肛如锤脱落，以药生肌，百治百中。"此书引用元代李仲南撰的《永类钤方》肛瘘挂线术云："至于成瘘穿肠，串臀中，有鹅管，年久深远必用永类钤方挂线法，庶可除根。"经众多医家的不断改良，挂线疗法日趋完善，至清代已为临床广泛应用，并成为一种成熟的治疗方法。首先确立治疗原则如清代祁坤《外科大成》记载："凡用挂线，孔多者，先治一孔，隔几日再治一孔。"清代赵濂《医门补要》曰："如虚人不可挂线，易成劳不治。"其次改良了手术器械和操作方法。清代高文晋《外科图说》载有"探肛筒""过肛针""镰状刀"等用于挂线的手术器械。《医门补要》记载："痔漏挂线，用细铜针，穿药线，右手持针插入瘘管内，左手粗骨针插入肛内，钩出针头与药线，打一拉箍结，逐渐抽紧，如纽扣系药线稍坠之，七日管豁开，掺生肌药，一月收口。"其中所录之手术器械、操作方法及术后处理要点，一直沿用至中华人民共和国成立初期。

（六）针灸疗法

早在先秦时期《针灸甲乙经》已有关于针灸治疗痔瘘的记载："属性：痔痛，攒竹主之。痔，会阴主之。凡痔与阴相通者死，阴中诸病，前后相引痛……痔骨蚀，商丘主之。痔，篡痛，飞扬、委中及承扶主之。痔篡痛，承筋主之。脱肛下，刺气街主之。"《扁鹊神应针灸玉龙经》中一百二十六穴玉龙歌所记载："九般痔疾最伤人，穴在承山妙如神。纵饶大痛呻吟者，一刺长强绝病根""痔漏之疾亦可针，里急后重最难禁。或痒或痛或下血，二白穴从掌后寻。"然而痔瘘外治，却以灸法为更为多见，宋代杨士瀛《仁斋直指方论（附补遗）》中有载："盖漏疮须先服补药以主血……外以附子末唾调作饼如钱厚，以艾灶灸之，漏大艾灶亦大。"至金元时期朱丹溪曰："外以附子末，津唾和作饼子，如钱厚，以艾灸，漏大灶大，漏小灶小。但灸令微热，不可

· 36 ·

肛瘘的中西医结合治疗

使痛。干则易之,则再研如末,作饼再灸。如困则止,来日再灸,直至肉平为效。"到清代吴亦鼎《神灸经纶》有"秘传隔矾灸法",艾灸之法从未断绝。

由此可见,中医学对肛瘘病因病机及诊治方法的发展演变均起到重要的推动作用,曾居于世界领先地位。我国首先提出的痔漏等病名也被世界医学所认可。历代医家对肛瘘的分类和病因病机的认识也逐步深化,在治疗方面也从单一的内治到内外结合,再到挂线疗法。肛瘘挂线疗法是我国独创的治疗方法,解决了肛瘘治疗中的一些难题,对世界肛肠学科的发展做出了很大贡献。

第二节　国外治疗肛瘘历史沿革

西方医学史上同样也有不少先贤在肛瘘的治疗方面提出了自己独到的见解,为肛瘘外科治疗的发展做出了杰出的贡献。我们通过对不同时代肛瘘治疗方法的回顾和总结可以在继承的基础上更好地发展和创新。

早在公元前460～前370年,被尊称为医学之父的希波克拉底对肛瘘就有深入的研究,并提出了大量纷繁复杂的治疗方法,其中有两种瘘管引流的方法鲜为人知。其中一种是将捣碎的麦芽汁与水相混,泡入新鲜蒜茎,随后将浸渍的蒜茎沿着瘘管插入并留置于内,4天后采用药物浸渍过的亚麻线替换蒜茎并在肛内放置喇叭栓。于第6日移除填塞物,在瘘管内填入明矾,伤口涂药即可,这也是对肛瘘栓最早的描述。另外,他还描述了另外一种治疗方法,亚麻包绕马鬃做成引流线,借助一种锡制尾端带小孔的探针辅助将其穿过瘘管,基底部垫纱布垫,引流线打方结或三重滑结,随后逐渐紧线直至瘘管完全切开。虽然他并没有指出后者是一种挂线疗法,但事实上该技术通过压力和异物反应完成了瘘管切开的实质。因而他是最早描述肛瘘栓概念,切割挂线和分期瘘管切开术的人。

公元前25～公元50年,罗马医生 Celsus 使用一种铜制或银制且一头大一头小的探针穿过瘘管,切开探针表面的皮肤,使用亚麻线穿过瘘管并在两端打结,形成松弛的挂线,他将这种挂线方法命名为"apolinose",推荐患者每天牵拉活动松弛挂线2次。虽然他自己也认为这种方法治疗周期较长,会引起明显的疼痛,并且常常需要更换挂线,但至少患者可以维持正常的生活,做生意、走路、洗澡和吃东西都不太受影响。同时,他推荐如果是高位肛瘘则需要切开瘘管。Celsus 首先在他的临床实践和文章中提出了松弛切割挂线技术(loose cutting seton),并记录了用耳鼻喉科小注射器冲洗瘘管的方法。

公元1000年,Albucasis(936—1013)著成 *Chirurgia*(《外科手术学》),记录了超过200种手术器械。*Kitabal-Tasrif*(*The Method of Medicine*)是他的最高成就。在肛瘘的治疗上针对浅表瘘,他更喜欢使用铜或铅制的探针探查并将瘘管彻底敞开,这就是早期的瘘管切开术。

Roger Frugard(1140—1195)首创肛瘘腐蚀治疗,他在著作 *Practica Chirurgiae*(*The Practice of Surgery*,1180)中写道:"当你最初评估询问病人时,如果有气体或屎自瘘管排出,这就表明在直肠上有一个开口。处理方法:用润滑的手指插入肛门探查肛管直肠,自外口插入探针,直肠内仔细感觉是否探针能否从内口中顺利探出,如果可以的话,用探针引入泄液线,并在合适的位置打结。可以沿着探针方向切开。如果你不想直接切断的话,在你收紧泄液线时,沿着瘘管挤入大量的腐蚀性药膏,当他完全挂断敞开后,按照开放伤口处理即可。"

William of Saliceto(1210—1277)在博洛尼亚大学教授外科手术学,他这样写道:"对于已成型的肛瘘,经评估确认较难治愈时,放弃一次根治或许是外科医生更好、更值得尊敬的选择。但是,如果决定进行手术时,肛瘘开口应该采用海绵塞条扩大,并且整个瘘管应该采用灼烧法灼烧。如果采用此方法治疗失败,可通过丝质、马鬃或牛鬃等泄液线每天像锯子一样来回牵拉切割直至完全切断敞开瘘管。"Saliceto特意指出:"通过这种治疗方法,他也遇到过治疗效果不佳的情况。"

不管是Frugard的腐蚀治疗还是William of Saliceto的瘘管直接烧灼都是瘘管治疗的可行性选择,但是,他们也同时将"挂线(seton)"这一术语写入肛瘘外科治疗的历史之中。

Guy de Chauliac(1300—1368)受训于意大利博洛尼亚大学,在法国的阿维尼翁成为一名杰出的外科医生。1363年完成了他的著作 Chirurgia Magna (The Great Surgery),他简化了Albucasis关于肛瘘一期切开术的程序。他推荐采用炽热的手术刀在探针引导下纵向切开肛瘘瘘管。

John arderne(1307—1392) 首次提出了"fistula-in-ano"这个名词,之前的学者只是简单地称之为"anal or rectal fistula"。他于1376年完成了著作 Treatises of Fistula-in-ano, Hamorrhoids, and Clysters。John Arderne的手术方法似乎是Albucasis推荐的基于应用一些特殊器械的一种改良式,他采用一个称之为"a sequere me (拉丁语,意为 follow me,跟着我)"的探针沿瘘管探入,至直肠内可感觉到探针为度,探针尾孔穿有4股螺纹线"the franum Casaris (拉丁语,意为 Caesar's thread,凯撒的螺纹线)",随后沿探针拖出。线的两端打结,通过一个挂钩固定,就像小提琴紧弦器一样通过旋转而紧线。槽探称之为"acus rostrata (拉丁语,意为 snout-nosed needle,鼻形针)",手术刀沿槽探切开瘘管,避免副损伤。

Charles-François Félix(1635—1703)是法国路易十四时期一位理发师出身的外科医生,国王路易十四找他来治疗自己的肛瘘,但这个理发师出身的外科医生不太可能具有更多的临床经验来处理国王的顽疾。国王路易十四让他在75个臣民身上做了实验性手术,主要包括囚犯和农民,其中一部分是肛瘘患者,术后的幸存者极少。然而在6个月以后,Félix先生还开发出了两种器械:一个是三叶肛门牵开器,一个是镰状连接探针的解剖刀。尽管技术是原创的,但手术器械却不是,后来的Pompeii特别指出,类似的三叶肛门牵开器在1世纪的意大利就被发现。Galen也在他的文章中提到"探针刀":先插入探针,然后采用相连的解剖刀切开瘘管。Albucasis制造了弯曲的解剖刀,头侧较钝的一侧穿过瘘管,尾侧较为锋利的一侧可切开瘘管壁和覆盖皮肤及软组织。值得庆幸的是,Félix治愈了路易十四的肛瘘,路易十四赐予他"Charles Francois Félix de Tassy"称号并封他为爵士,但这位理发师以后再也没有挥舞他的皇家解剖刀。

Édouard-Pierre-Marie Chassaignac(1804—1879)这位法国外科医生倡导术中应用引流管和"Écrasement(crushing 压榨)"技术,Écraseur指的是一种类似自行车链连接齿轮的一种装置,他被安置在一个圆柱体上,通过T形手把(类似现代螺旋锥把手)进行操作。这其实是圈套器的前身,极大地促进了息肉、痔核肿瘤的无血化切除。Chassaignac 也描述了他在肛瘘治疗中的应用。

William Allingham(1829—1908)是 19 世纪下半叶伦敦圣马克一位多产的作家,他倡导肛瘘弹性材料挂线法,认为理想的挂线应该包含两根天然橡胶。他发明了一种肛瘘挂线器,只要将橡胶环放置在挂线器的头端拖出即可。这种方法有些主观,因为在这种方法操作过程中,Allingham 并没有记录有肛门镜和肛门牵开器的应用。但他通过这种方法治疗了超过 150 例患者并且得到了满意的效果。他指出这种治疗方法的优点是很少有疼痛和出血。他的治疗方法获得了 10 位医学同行的证实,他们肯定了这种治疗方法具有非常高的满意率,特别是在恢复正常劳动方面。对于大多数直行肛瘘患者,Allingham 采用有槽探针穿过瘘管,手术刀沿槽探直接切开瘘管,并采用带有弹簧作用的剪刀代替手术刀,但对于纤维组织比较多、高位的、位置较深的肛瘘,仍然建议用槽探探查。

1854 年,外科医生 Albrecht Theodor Middeldorpf(1824—1868)首先引入了电腐蚀疗法。1876 年,Thomas Blizard Curling(1811—1888)将它应用于肛瘘的治疗,采用铂丝环绕瘘管与皮肤组织,通过锌-铂电池产生的电流,铂丝转变为白炽状态。Kelsey 评论说:"电腐蚀疗法相对于手术刀,具有预防出血的优势,同时治疗过程中也不会有明显疼痛。"他同时认为"考虑到设备费用较高,技术需要学习提高,因此在全科医生中不会广泛流行,但在少部分人手中,他仍然是一种很好的治疗方法"。

1898 年,Joseph Mcdowell Mathews(1847—1928)借鉴妇科和泌尿外科的医疗器械,设计了一种新的器械。该设备由冲绳海藻的衍生物制成一种扩张棒或牵开器,当插入体腔时,他会吸收周围组织的水分并逐渐膨大。这种设备被吹捧为具有良好的耐受性,Mathews 插入扩张棒至最远最深的肛瘘瘘管,在瘘管发生扩张后移除,随后插入一种瘘管探针,这种瘘管探针是一个经过改良的尿道刀(可认为是最早的瘘管铣剖刀)。他插入这种设备和尖端相应的刀片,刀片在设备的轴内处于可伸缩状态下,一旦到达肛瘘的远端,伸出尖端的刀片,以螺旋的形式通过旋转设备进而挖除瘘管并取出瘘管组织,Mathews 在肯塔基州外科学会提出他的这项技术,不幸的是,没有可供使用的相关数据。

切除所有瘘管组织的观点要追溯到 1 世纪到 2 世纪的 Celsus 和 Galen,然而 James P. Tuttle(1857—1913)(纽约,1903)结合了瘘管切除术和直肠黏膜瓣推移术。他推荐术前采用"泻药、灌肠和备皮"等术前准备。此外,他在术前采用过氧化氢和抗生素冲洗瘘管几天,银质探针探入,切开皮肤,完整剔除瘘管壁,如果必要的话采用线状切口切开部分括约肌,两旁肌肉可能回缩,完成瘘管剔除。Tuttle 采用连续贯穿缝合关闭切口。他采用"黏膜瓣"推移覆盖"直肠区域的内口"。他引入了橡胶管制成肛管排气引流管,采用纱布轻轻包裹橡胶引流管,插入肛门。术后可以保留数天,有助于排气和上部肠管产生的液体粪便流出。Tuttle 采用鸦片类药物和液体蛋白饮食来控制排便 6~7 天。他也推荐在治疗期间应严格卧床休息。

Harry Elliot Bacon(1900—1981)于 1938 年描述了采用单极高频电刀做瘘管切除术。

进入 20 世纪,在很大程度上,有或无槽探导引下的手术刀切开手术逐渐被电刀肛瘘切除术所取代,20 世纪下半叶至今,电刀的应用也将人们关于肛瘘治疗的焦点由担心出血转移到有效保护括约肌功能。

在漫长的历史长河中,无论是中医学还是西方医学,对肛瘘这个疾病的认知都在不断地更新完善,治疗方法的发展历程中也包含了非常多创新、实用的治疗手段,带有奇思妙想,甚至有些残酷的方法也屡见不鲜。但面对肛瘘的多样性和复杂性,这些历史遗留下来的宝贵财富为我们现代治疗技术的创新和改革打下了坚实的基础,也为未来肛瘘的治疗指明了方向。

参 考 文 献

［1］ Holmes-Walker W A. Life-enhancing plastics: plastics and other materials in medical applications. London: Imperial College Press, 2004, 176.

［2］ Plinio P. A History of Medicine: Medieval Medicine. 1996: 453.

［3］ Thomas F G, Steven John Livesey, Faith Wallis. Medieval Science, Technology, and Medicine: An Encyclopedia. London: Routledge, 2005, 214.

［4］ Sachs M, Sudermann H. History of surgical instruments: 7. The first electrosurgical instruments: galvanic cauterization and electric cutting snare Zentralblatt Für Chirurgir, 1998, 123(8): 950 – 954.

［5］ Joseph McDowell Mathews. Classic articles in colonic and rectal surgery. Diseases of the Colon & Rectum, 1986, 29(6): 434 – 439.

［6］ Carter P L. The life and legacy of William T. Bovie. American Journal of Surgery, 2013, 205: 488 – 491.

肛瘘的中西医结合治疗

中篇 肛周脓肿与肛瘘的诊断

第一章　肛周脓肿的诊断

肛管直肠周围脓肿，是由于肛直肠周围的软组织或其周围的间隙内发生急性或慢性感染所引起的化脓性疾病，简称肛周脓肿。本病多发病急骤，疼痛剧烈，伴有高热，有时病变复杂，且是一种急症。本病归属于中医学"痈疽"的范畴，中医称之为"肛痈"。

第一节　肛周脓肿的病因病理

一、概述

肛周脓肿发病率较高、发病急、病情重，因部位、发病时间、深浅不同，所表现出来的症状也有差异，主要表现为肛旁先突起一肿块，起初疼痛不显，继而肛门周围及肛内疼痛、坠胀感，严重者可出现发热，排便、行走、咳嗽时疼痛加重，甚至坐卧难安，影响大小便等症状。一般来讲，脓肿部位深者，以全身症状为重；脓肿部位浅者，以局部症状为主。

肛痈中医病名首次出现于《黄帝内经》中"锐疽"，随着认识的深入，发现锐疽并不是与肛周脓肿相对应，南宋陈自明在《外科精要》首次提出此病为痈："谷道前后生痈，谓之悬痈"。以脏毒、盘肛痈、悬痈、坐马痈、跨马痈、坐马痈、穿裆发、鹤口疽、涌泉疽等名称见诸典籍文献，以"痈"来命名较为妥当，如"悬痈""臀痈"等。明清时期，对于肛周脓肿各个方面认识渐成熟，又出现"脏头毒""偷粪鼠""肛痈"等多种病名。《医门补要》正式提出了"肛痈"病名。

二、病因病机

中医对本病研究最早见于《黄帝内经》。《灵枢·痈疽篇》："痈疽发于尻，名曰锐疽，其状赤坚大，急治之，不治三十日死矣。"此后，历代医家均对此有所论述，如明代《外科正宗》中记载"夫悬痈者，乃三阴亏损，湿热结聚而成"，明确阐述了肛痈的发病原因及机制。其认识大体可归为以下三点：

1. 感受外邪，入里化热，气血壅滞，腐肉成脓

《灵枢·痈疽篇》讲到痈疽的病因为"寒气客于经络之中则血泣，血泣则不通，不通则卫气归之，不得反复，故痈肿。寒气化为热，热盛则腐肉，肉腐则为脓，脓不泻则烂筋，筋烂则伤骨……"；《河间六书》曰："风热不散，谷气流溢，传于下部，故令肛门肿满，结如梅李核，甚者及变而为瘘也。"

2. 饮食不调,损伤脾胃,湿热内生,蕴结魄门

《素问·至真要大论》云：膏粱之变,足生大丁；《外科正宗》云："夫脏毒者,醇酒厚味,勤劳辛苦,蕴毒流注肛门,结成肿块。"《外科议案汇编·肛痈篇》云："肛痈者,……炙煿热毒……以上皆能气陷阻滞,湿热瘀毒下注,至生肛痈。"喻嘉言在《寓意草》总结："内因者,醇酒厚味之热毒也,郁怒横决之火毒也。"明代陈实功在《外科正宗》言及"夫脏毒者,醇酒浓味、勤劳辛苦,蕴毒流注肛门结成肿块。"

3. 脏腑本虚,运化无力,湿热瘀阻,结聚肛门

《疡科心得集·辨悬痈论》云：患此者俱是极虚之人,由三阴亏损湿热积聚而发；《外科正宗·脏毒论》提到："又有虚劳久嗽,痰火结肿肛门如栗者,破必成漏,又或以上原因复合而来",如《外证医案汇编·肛痈篇》道,肛痈者即脏毒之类也,始起则为肛痈,溃后为痔漏。病名虽异,总不外乎醉饱入房,膏粱厚味,炙煿热毒,负重奔走,劳碌不停,妇人生产努挣,以上皆能气陷阻滞,湿热瘀毒下注致生肛痈。

三、肛周脓肿的病因学说

现代医学目前尚未形成统一的肛周脓肿发病原因,但大多数学者认为其发病与解剖、感染有密切联系。

1. 肛腺感染学说

这是目前肛周脓肿成因的主流学说。该学说最先提出把肛周脓肿分为"腺源性脓肿"和"非腺源性脓肿"两种。

2. 中央间隙学说

该学说由埃及学者 Shafik 提出。他认为原发性脓肿首先在中央间隙内形成脓肿,再沿纤维间隔向四周蔓延,而不是我们认为的感染沿肛腺形成括约肌肌间脓肿。

3. 性激素学说

该学说认为肛腺的发育受性激素调节增生和萎缩。日本学者高月晋(1985 年)等在临床发现肛周脓肿的发病与年龄、性别的显著性差异,推测肛腺也是性激素的靶器官,主要受性激素调节,尤其是雄性激素水平。

4. 免疫学因素学说

佐佐木(1988 年)和矢野博道(1991 年)等研究小儿肛周脓肿,认为婴幼儿时期是肠道免疫功能最薄弱的时期,此期肛管直肠下部局部免疫机能低下导致肛周脓肿的发病。他们提出分泌型免疫球蛋白 A(secretory immunoglobulin A,SlgA)在新生儿到 14 个月小儿肠道免疫方面起着极其重要的工作。这使得临床小儿肛痈、肛瘘以出生后 3 个月发病最高、可以自愈、青春期伴有腹泻患者易复发等特点得到了合理的解释。

5. 胚胎学说

胚胎学说是 Shafer(1987 年)等提出的,Shafer 对患有肛瘘的 52 例婴儿行手术,发现有不规则且增厚的齿状线,认为由于泄殖腔膜背部的缺陷才导致这种情况的发生。与正常人相比,此类患者的齿线不规则、肛隐窝较深等,是导致更易发生肛周脓肿及肛瘘的直接原因。

四、肛周脓肿的分期

肛周脓肿根据病理发展阶段分为三期。

（1）初期（炎症渗出期）　炎症初起充血和瘀血，组织损害，炎症因子堆积，产热增多，肛管直肠周围硬结或肿块形成，局部颜色变红、肿胀、发热、疼痛，呈持续性加重。

（2）中期（成脓期）　随着病情进展，变性坏死的中性粒细胞、液化的坏死组织，少量浆液和病原菌开始形成脓液，此时疼痛剧烈，肿块增大，红肿发热，中心波动感，坠胀不适，伴发全身症状，如体温升高，白细胞增多。

（3）晚期（溃破期）　组织坏死形成的脓腔积聚脓液形成囊腔，少量可吸收，量大的可由皮肤或黏膜处破溃或者切开排出，溃脓后肿块可缩小，脓腔由增生的肉芽组织包围和代替，形成瘘管，经久不愈。

第二节　肛周脓肿的分类

一、根据病位分类

发生在肛提肌以下的肛门直肠间隙脓肿包括肛管周围间隙脓肿、肛门皮下间隙脓肿、肛管后浅间隙脓肿、肛管后深间隙脓肿、肛管前浅间隙脓肿、肛管前深间隙脓肿、坐骨直肠（坐骨肛管）间隙脓肿、直肠黏膜下间隙脓肿。

发生在肛提肌以上的肛门直肠间隙脓肿包括直肠后间隙脓肿、直肠膀胱间隙脓肿、骨盆直肠间隙脓肿、直肠黏膜下脓肿、高位肌间脓肿。

二、根据起病原因分为特异性和非特异性

特异性肛周脓肿在临床上比较少见，以结核性脓肿为主，包括血液系统疾病、结核性脓肿、CD，以及由尾骶骨骨髓炎化脓继发的肛周间隙脓肿等。非特异性肛周脓肿由大肠杆菌、厌氧菌等混合感染引起，在脓液中可以检验出细菌，导致肛周脓肿的细菌大致可以分为两类：一类是皮肤源性细菌，一类是肠源性细菌，且致病菌多为内源性细菌，多以两种或多种细菌混合感染为主，厌氧菌的检出率较高。需氧菌中最多见的就是大肠杆菌和克雷伯氏杆菌属；厌氧菌中主要为脆弱类杆菌和其他杆菌，其次是消化球菌属。

三、根据脓肿最后的结局分为瘘管性脓肿和非瘘管性脓肿

前者为经肛窦、肛腺感染而致，最后遗留肛瘘者，一般是由于肛腺感染了肠源性细菌形成肛瘘，如高位瘘管性肛周脓肿；后者即与肛窦、肛腺无关，最终不残留肛瘘者，均属非瘘管

性脓肿,一般和肛腺无关,仅是皮肤或皮下组织感染皮肤源性细菌所致,如毛囊汗腺等感染向深部扩散,或皮脂腺囊肿合并感染,或手术外伤后继发感染而形成的脓肿,这一分类对临床有一定的指导意义。若为非瘘管性的肛周脓肿,单纯切开引流扩创即可,如果是瘘管性肛周脓肿则需仔细寻找内口,并加以处理,以防肛瘘形成。

四、隅越幸男分类法

根据肛周脓肿和括约肌的关系分为 6 型,分别为皮下脓肿、黏膜下脓肿、低位肌间脓肿、高位肌间脓肿、坐骨直肠间隙脓肿、骨盆直肠间隙脓肿。

第三节　肛周脓肿的临床表现

一、普通类别肛周脓肿

根据肛周脓肿位置高低总体分为高位肛周脓肿和低位肛周脓肿。据统计,脓肿分布于肛周占 19%、坐骨直肠占 61%、括约肌间占 18%、肛提肌上则占 2%。其中低位肛周脓肿以局部红、肿、热、痛,有波动感,一般无明显全身症状者,多位于肛提肌以下间隙,包括坐骨直肠间隙脓肿、肛周皮下脓肿、括约肌间隙脓肿。高位肛周脓肿则以全身症状为主,可有寒战、高热、乏力、倦怠等。如果局部症状轻,位置深隐,多位于肛提肌以上间隙。但各间隙肛周脓肿的感染途径和临床表现也不尽相同,具体如下。

(1)肛周脓肿发生于肛门周围皮下部　　临床上较为常见,多因肛腺感染经外括约肌皮下部向肛周扩散而形成脓肿,体积一般不大,但症状较重。其临床表现为肛周皮肤持续性跳痛,不能坐卧,行动受限,但全身感染症状不明显。患处表面红肿,触摸有硬结伴压痛,后期可触及波动感,穿刺时可抽出脓性液体。

(2)坐骨直肠间隙脓肿发生于坐骨直肠间隙　　临床上常见,多因肛腺感染经外括约肌浅部向外扩散至坐骨直肠间隙形成。由于坐骨直肠间隙解剖位置较深,而且空间较大,所以形成的脓肿较大而深,容量较多,为 60～90 mL。其临床表现为患侧肛门出现持续性胀痛,并且呈逐渐加重,最后为持续性跳痛,坐立不宁,行走受限,行走、排便时及排便后疼痛明显加剧,疼痛难忍,也可有伴有里急后重和排尿困难,常伴全身感染症状,如发热、寒战、恶心、乏力、食欲不振、头痛等。体格检查可见肛门周围红肿,以患侧红肿为重,双臀不对称,肛门局部触诊皮温升高,有时可触及波动感,直肠指检可触及肛管内同部位有深压痛。

(3)骨盆直肠间隙　　脓肿临床上相对较少,大多数是由于肛周皮下脓肿或坐骨直肠间隙脓肿向上感染,穿透肛提肌进入骨盆直肠间隙而引起感染,也可由直肠溃疡、直肠外伤、直肠炎所引起。由于骨盆直肠间隙解剖位置更深,空间更大,所以此类脓肿的早期就以全身症状为主,如全身疲倦不适、发热、寒战等,而局部症状不明显表现多为排便不尽感,直肠坠胀感,并伴排尿困难。

（4）肛管后间隙脓肿　即发生在肛尾韧带与皮肤之间的脓肿，有浅、深两种。深部脓肿为肛管后深间隙感染化脓而成，浅部脓肿则由后浅间隙感染引起。深部脓肿表现为肛门直肠后部钝痛、坠胀，排便时明显。皮肤表面可有肿胀，但因间隔坚强的肛尾韧带，所以红肿不显。浅部脓肿则有明显红肿的外部表现，不敢端坐等。

（5）括约肌间脓肿　也有低位、高位两种。低位括约肌间脓肿及肛门周围皮下脓肿是最常见的，据统计约占肛门直肠周围脓肿的 $40\%\sim45\%$。高位括约肌间脓肿位于括约肌间隙上部，发病隐匿，患者直肠内偶有钝痛，常在脓肿破溃后分泌物自直肠内排出时至医院就诊。肛周外观无特殊，直肠指检在肛管的上端或直肠下端可触及表面光滑的肿块。

二、特殊类别的肛周脓肿

1. 结核性肛周脓肿

肛周结核性脓肿在临床上较为少见，结核性肛周脓肿分为继发和原发两种。多数继发于开放性肺结核或邻近器官的结核，经血行、淋巴播散或脓液流注感染。临床上该脓肿病症表现为极易自行破溃，创口平塌、凹陷，分泌物稀薄，创口周围也可有结节样增生，且复发率较高。又因该病在临床上极为罕见，故极易误诊。

2. 艾滋病合并肛周脓肿

艾滋病患者免疫力低下，易继发感染。据统计，约 30％HIV 感染者最终出现肛门直肠脓肿。脓肿的表现亦可为肛周持续胀痛不适，程度剧烈，伴有畏寒发热等。

3. CD 合并肛周脓肿

CD 的常见并发症之一是瘘管及脓肿形成，病变累及肛周则表现为肛周病变。此病可先表现出 CD 的症状，然后并发肛周病变，也有以肛周疾病作为 CD 的第一征象。因临床上表现和普通肛周脓肿相似，故极易误诊，常导致疾病反复发作，迁延难愈。

第四节　肛周脓肿的中医辨证分型

《宣明论方》中详细描述了火毒炽盛型肛痈："疮疡皆为火热，而反腐出脓水者，犹谷肉果菜，热极则腐烂而溃为污水也……热胜血则为痈脓也。"宋代陈自明在《外科精要·论疮口冷涩难合》中描述了虚证肛痈："治痈久不合，其肉白而脓少者，此气血俱虚，不能潮运，而疮口冷涩也。"通过四诊合参，辨病与辨证相结合，其证候类型分为以下三种：火毒蕴结证、热毒炽盛证、阴虚毒恋证。具体症状如下。

1. 火毒蕴结

肛门周围突然肿痛，持续加剧，伴有恶寒、发热、便秘、溲赤。肛周红肿，触痛明显，质硬，表面灼热。舌红，苔薄黄，脉数。

2. 热毒炽盛

肛门肿痛剧烈，可持续数日，痛如鸡啄，夜寐不安，伴有恶寒发热，口干便秘，小便困难。

肛周红肿,按之有波动感或穿刺有脓。舌红,苔黄,脉弦滑。

3. 阴虚毒恋

肛门肿痛、灼热,表皮色红,溃后难敛,伴有午后潮热,心烦口干,夜间盗汗。舌红,少苔,脉细数。

参 考 文 献

［1］ 丁义江.肛周脓肿和肛瘘的病因病理.北京：人民卫生出版社,2006；35.
［2］ 丁曙晴,丁义江.肛周脓肿和肛瘘诊治策略.中华胃肠外科杂志,2012,15(12)：1224-1226.
［3］ 宋新江,张利萍,严水根,等.肛周脓肿病原学特征的调查分析.中华医院感染学杂志,2012,22(22)：2038-2040.
［4］ 谢杰斌,陈荣,郑晨果,等.肛周脓肿细菌谱及药敏变化特点.中华医院感染学杂志,2013,23(1)：95-97.
［5］ 王赛君,殷黎,杨云,等.肛周脓肿病原菌分布及耐药性分析.中国卫生检验杂志,2014,24(23)：3479-3480.
［6］ 陈虹羽,陈泰宇,刘芳,等.高位复杂性肛瘘手术方法的进展.川北医学院学报,2016,31(6)：344-346.
［7］ 李锋,周细秋,王琛,等."泛发性肛周脓肿"的概念诠释及相关影响因素分析.上海中医药杂志,2017,51(12)：11-14.

第二章 肛瘘的诊断

肛瘘是肛周皮肤与直肠肛管之间的慢性、病理性管道，一般由原发性内口、瘘管、继发性外口三部分组成，亦有仅有内口或外口者，内口常常是原发性的，绝大多数在肛管直肠交界处的齿线肛窦内，外口往往是继发性的，在肛周皮肤上，可不止一个，常于肛门直肠周围脓肿破溃或切开引流后形成，主要与肛腺感染有关。本病中医学称之为"肛漏"。

第一节 肛瘘的病因病理

一、概述

肛瘘是直肠肛门周围脓肿破溃后的继发病，一般由原发性内口、继发性外口、内口与外口之间相通的管道三部分组成，但也有只有内口或外口者。肛瘘是临床常见疾病，在我国发病占肛门直肠疾病的 1.67%～3.6%。

在西方，肛瘘是自有医学史开始就有记载的一种疾病。希波克拉底约在公元前 430 年就提出这种疾病是由"骑马造成的挫伤和结节"所引起，是"使用软麻线用马鬃包裹"制成挂线治疗肛瘘的西方第一人。"fistula"来源于拉丁文，意思是"芦管、水管"。

我国是认识"肛瘘"最早的国家之一。古人依据本病主要症状为脓血污水，不时淋漓而下，如破顶之屋，雨水时漏，而命名为漏或瘘。《神农本草经》首将本病命名为"痔瘘"。《东医宝鉴》则称为"瘘痔"。宋代《太平圣惠方》曰："夫痔瘘者，由诸痔毒气，结聚肛边，有疮或作鼠乳，或生结核，穿穴之后，疮口不合，时有脓血，肠头肿痛，经久不差，故名痔瘘也。"提示直肠肛门周围脓肿溃破后，余毒未尽，蕴结不散，血行不畅，或因肺脾两虚所致。"肛漏"之名则见于清代《外证医案汇编》，是近百年才用的。民间又有"偷粪老鼠疮"的俗称，似出于古代"鼠瘘"之名。

二、病因病机

1. 外感六淫

《本草纲目》云："漏属虚与湿热"。《河间六书》云："盖以风、热、燥、火、湿邪所致，故令肛门肿满，结如梅核，甚至乃变而为瘘也。"《医门补要》云："气伤，则湿聚，湿聚则生热，热性上炎，湿邪下注，渗入大肠而成漏。"元代朱震亨《丹溪心法》亦说："大抵外伤四气，内窘七情，与夫饮食乖常,染触蠢动含灵之毒,未有不变为漏疮,穿孔一深,脓汁不尽,得冷而风邪并之,于是涓涓而成漏矣。"李东垣曰:"饱食、用力、房劳,脾胃湿热之气下迫……赘于肛门而成痔。盖为病者,皆是湿、热、风、燥四气所伤,而热为最多也。"明代徐春甫在《古今医统大全》中总结前人所论得出"痔漏总为湿热风燥四气所成"之结论,明确肛瘘与风、燥、火、湿邪侵袭人体有关。

2. 痔病久病不愈

《诸病源候论》云:"痔久不瘥,变为瘘也。"《疡科选粹》云:"痔疮绵延不愈湿热痰久,乃穿肠透穴,败坏肌肉,销损骨髓,而为之漏焉。"徐春甫在《古今医统》中载有"脓水流久……疮孔散出,形成蜂窝、烂瓜、肤残肉陷,久成痼疾,此皆外痔所致"。湿行于脉内则为痔,若得不到有效调治,久之,其湿内滞,渗于脉外,穿肠而出,自成渠道,"穿肠透穴,败坏肌肉"即形成瘘管。"痔久成瘘"之说是肛瘘病因病机认识的一个方面。

3. 饮食不节,房劳过度

《丹溪心法》曰:"人唯坐卧湿地,醉饱房劳,生冷停寒,酒面积热,以致荣血失道,渗入大肠,此肠内脏毒之所由作也。"《外科正宗》云:"夫脏毒者,醇酒厚味,勤劳辛苦,蕴毒流注肛门结成肿块。"《外症医案汇编》云:"肛漏者,皆肝脾肾三阴气血不足,始因醇酒辛辣,醉饱入房,疾奔久坐,筋脉横解,脏腑受伤。"《备急千金要方》:"肛门主肺,肺热应肛门,热则闭塞,大便不通,肿缩生疮。"

4. 局部气血不足

《薛氏医案》云:"臀,膀胱经部分也。居小腹之后,此阴中之阴,其道远,其位僻,虽太阳多血,气运难及,血亦罕到,中年后尤虑此患。"据此推测肛漏与局部气血运行不足有关。

5. 肛痈溃后

如《医门补要》云:"湿热下注大肠,从肛门先发疙瘩,渐大溃脓,内通大肠,日久难敛,或愈月余又溃,每见由此成痨者……若先咳嗽而成漏者,不治。"《痔疮经验全书》有"坐马痈,此毒痈受在肾经,虚毒气热,毒伤于内,大肠之经,并聚成毒,发为漏疮"。《医宗金鉴》曰"悬痈,毒生于会阴穴,一名骑马痈,其色红作脓欲溃,若破后溃深,久则成漏"。《医宗说约》曰"悬痈……又谓海底痈……溃而流脓,破后轻则为瘘"。这些均认识到肛痈溃后易形成肛瘘。

至于病变过程,《黄帝内经》已经认识到是由于"营气不从,逆于肉里,乃生痈肿"和"陷脉为瘘"。《千金翼方》则指出瘘是痈疽的后遗症:"一切痈疽,皆是疮瘘根本所患,痈之后脓汁不止,得冷即是鼠,是以漏方次之,大须急救之。"《奇效良方》指出:"至于失治而成漏者,成漏而穿臀者,及有穿肠成孔、粪从孔中出,或肛门四围,生数枚,脓血浸淫,若莲花者。"

三、现代医学病因病理

肛瘘的病因病理是肛肠疾病研究的难点之一。肛管或直肠因病理原因形成的与肛门周围皮肤相通的一种异常管道称为肛管直肠瘘,简称肛瘘。其特征为瘘管内口多位于肛隐窝内,管道穿过肛门直肠周围组织,外口位于肛周皮肤,经常有脓性分泌物由外口流出,每因外口的闭合而致局部肿痛,继而在原外口处附近重新溃破出脓,如此反复发作,经久不愈。

(一) 肛瘘的病因

现代医学一般认为肛瘘是直肠肛门周围脓肿的后续疾患,而肛周脓肿多来源于肛门腺的感染,其原因主要如下。

1. 直肠肛门周围脓肿

直肠肛门周围脓肿是肛瘘形成的主要原因,系由污染粪便滞留肛腺和肛窦引起肛腺炎而引起,绝大多数的肛瘘均由此引起。

2. 直肠肛门损伤

外伤、吞咽枣核、鱼刺、碎骨、鱼钩等异物,肛门镜检查等损伤肛管直肠,细菌入侵伤口即可引起。

3. 肛裂

肛裂的反复感染可并发皮下瘘。

4. 会阴部手术

内痔注射误入肌层或手术后感染,产后会阴缝合后感染,前列腺手术、尿道手术后感染,均可波及肛门直肠引起脓肿和瘘管。

5. 结核

结核病并发结核性肛瘘者,主要是经粪-口传播,误吞入结核菌引起,也有少数直接血液血行感染者。

6. 炎症性肠病

炎症性肠病患者常并发肛瘘,特别是 CD 患者,其存在肛周病变表现比例很高。

7. 肛门直肠肿瘤

此肿瘤属并发肛瘘。

8. 血行感染

糖尿病、白血病、再生障碍性贫血等患者,因身体抵抗力降低,常由血行感染引起肛周脓肿和肛瘘。

9. 免疫因素

肠道黏膜具有特异性和非特异性免疫复合性防御机构。消化道的酸碱度、黏液、肠运动、上皮剥离,以及酶等为非特异性防御机制。肛腺分泌的黏液在润滑肠道和肛门的同时也防御着异物进入肛窦。当黏膜绒毛功能不全或因腹泻使局部黏液被冲刷后,局部防御力降低,易使肛窦感染,导致发病。

10. 其他

淋巴肉芽肿、放线菌病、尾骶骨骨髓炎、直肠憩室炎等均可引起肛周脓肿和肛瘘。

(二) 肛瘘的病因学说

① 肛隐窝肛腺感染学说;② 中央间隙感染学说;③ 性激素影响;④ 细菌感染;⑤ 免疫学影响。

(三) 肛瘘形成的大致阶段

第一阶段:肛腺感染,肛窦炎阶段。此阶段是疾病发生的起始阶段,肛腺感染,肛窦局

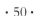

部炎症较为局限,若此时治疗及时,炎症可控,疾病可以不继续发展蔓延,若治疗不及时或失治,则炎症向周围组织蔓延。

第二阶段:肛门直肠周围炎阶段。炎症从局部肛腺和肛窦开始向周围不断蔓延扩散,形成肛门直肠周围炎。如果炎症仍然得不到控制,则炎症会波及抗感染能力较低的周围组织间隙中。

第三阶段:肛门直肠周围脓肿形成期。由于肛周间隙的抗感染能力降低,成为细菌等病原体入侵、积聚、扩散的地方,致使这里的组织易继发感染,形成脓肿。若直肠肛门周围脓肿在早期处理得当,往往可以使脓肿消散,不留后遗症;若早期的治疗延误或失当,组织坏死,脓液可以顺着局部组织的间隙扩散,使病情加重复杂化,因此应尽早切开引流,使脓液外泄,邪有出路,从而使炎症局限。

第四阶段:瘘管形成期。肛门直肠周围脓肿自行溃破或被切开引流后,脓腔逐渐缩小,但溃疮却久不收口,这时腔壁已经形成结缔组织增生的坚硬管壁,其中间遗留的空隙就是瘘管,脓液等常沿着瘘管流出,反复感染,反复发作,经久不愈而成肛瘘。

(四) 肛瘘的难自愈性

肛瘘不治疗较难自愈,究其原因:① 内口与原发感染灶继续存在,脓肿虽然已经溃破或被切开引流,但是其原发感染源如肛窦炎或肛腺仍然持续感染,感染性物质仍可以继续从内口进入瘘管管腔内。② 肛门部因运动和排便的需要,无法静养,脓腔难以黏合,排粪、排尿时因括约肌收缩或炎症的持续刺激括约肌,使得肛门周围括约肌常处于痉挛状态。③ 肠腔中的粪便、肠液、气体继续进入瘘管,形成长期慢性炎症及反复感染,管腔难以闭合。④ 脓腔引流不畅,或外口缩小,时闭时溃,脓液积聚腔内,使管壁组织增厚而形成纤维化的管壁而难以愈合,且管壁常常弯曲狭窄,导致引流不畅。⑤ 管道多在不同高度穿越括约肌,括约肌的收缩阻碍脓液的充分引流排出,以致引流不畅。

第二节　肛瘘的分类

肛瘘的中医学分类较多,也有不少形象的描述。如《外科大成·下部后》说:"漏有八:肾俞漏,生肾腧穴。瓜瓤漏,形如出水西瓜瓤之类。肾囊漏,漏管通于囊也。缠肠漏,为其管盘绕于肛门也。屈曲漏,其管屈曲不直,难以下药至底也。窜臀漏、蜂窝漏,二症若皮硬色黑,必内有重管,虽以挂线,依次穿治,未免为多事。通肠漏,唯以此漏用挂线易于根除。是以有善恶之分也。"其中屈曲漏、窜臀漏、蜂窝漏近似现代的复杂性肛瘘。

现代医学,由于分类的方法不同,肛瘘有不同的名称,常见的分类方法有以下几种。

一、按照内口外口情况分类

(1) 内盲瘘　　只有内口而无外口的肛瘘。

（2）外盲瘘　　只有外口而无内口的肛瘘。

（3）内外瘘　　内口、外口、瘘管均存在的肛瘘，是临床上最常见的肛瘘类型。

二、按照病变复杂程度分类

（1）单纯性肛瘘　　只有一个外口、一个内口、一条瘘管，内外口直通的肛瘘。

（2）复杂性肛瘘　　瘘管和外口有两个或两个以上，内口可以是一个或多个的肛瘘。

三、按照病变深浅分类

（1）低位肛瘘　　肛瘘瘘管位于肛门外括约肌深部以下的肛瘘。

（2）高位肛瘘　　肛瘘瘘管位于肛门外括约肌深部或外括约肌深部以上，或者耻骨直肠肌以上的肛瘘。

四、按照病变深浅、复杂程度的国内分类*

1. 低位肛瘘

（1）低位单纯性肛瘘　　低位单纯性肛瘘内口在肛隐窝，仅有一个瘘管通过外括约肌皮下部或浅部，与皮肤相通。

（2）低位复杂性肛瘘　　低位复杂性肛瘘有两个以上内口或外口，肛瘘瘘管在外括约肌皮下部或浅部。

2. 高位肛瘘

（1）高位单纯性肛瘘　　高位单纯性肛瘘内口在肛隐窝，仅有一个瘘管，走行在外括约肌深层以上。

（2）高位复杂性肛瘘　　高位复杂性肛瘘有两个以上外口，通过瘘管与内口相连或并有支管空腔，其主管通过外括约肌深层以上。

3. 马蹄型肛瘘

瘘管环形，外口在肛门两侧，内口多在截石位6、12点处，又有前位、后位、前后位马蹄型肛瘘之分。

（1）前位马蹄型肛瘘　　肛瘘环形，外口在肛门前方两侧，瘘管可涉及会阴及阴道，内口位于肛门正前方。

（2）后位马蹄型肛瘘　　肛瘘环形，瘘管向肛门后两侧扩散，距离肛缘较深较远，常有多个外口，多数瘘管相互贯通，内口位于肛门后侧。

（3）前后位马蹄型肛瘘　　瘘管环形围绕肛管，外口肛周一圈都有，少则几个，多则几十个，大面积被侵犯，管道行径复杂。

* 1975年河北衡水召开的全国肛肠外科会议统一标准分类法，以外括约肌深部为标志划定。

肛瘘的中西医结合治疗

五、按照病变部位分类

（1）皮下瘘　　瘘管位于肛门周围皮下，多由肛裂感染引起。

（2）黏膜下瘘　　瘘管位于直肠黏膜下，多由直肠黏膜损伤或痔注射术后感染等局部感染所致。

（3）内外括约肌间瘘　　可分为低位肛间瘘和高位肛间瘘。

（4）坐骨直肠窝（提肛肌下）肛瘘　　由坐骨直肠窝脓肿发展而来。

（5）骨盆直肠窝（提肛肌上）肛瘘　　由骨盆直肠窝脓肿发展而来。

六、按病因和病理性质分类

（1）非特异性肛瘘　　即化脓性肛瘘，临床常见。局部红、肿、热、痛比较明显，脓液黏黄稠，味恶臭。

（2）特异性肛瘘　　是由特异性病原体感染引起的特殊类型肛瘘，主要有结核性肛瘘、梅毒性肛瘘、放线菌肛瘘等。

七、Parks 分类

对于复杂性肛瘘，特别是复发性肛瘘，Parks 分型值得应用（表 2-2-1）。

表 2-2-1　Parks 分型

括约肌间
简单低位瘘
高位盲道
高位瘘伴直肠开口
直肠开口，无会阴开口
直肠外扩展
继发于盆腔疾病

经括约肌
非复杂性瘘
高位盲道

括约肌上
非复杂性瘘
高位盲道

括约肌外
继发于肛瘘
继发于损伤
继发于肛门直肠疾病
继发于盆腔感染

按照瘘管与括约肌关系,将肛瘘分为四类。

(1) 括约肌间肛瘘　多为低位肛瘘,最常见,约占70%,常为括约肌间脓肿后形成,瘘管只穿过肛门内括约肌,外口常常只有1个。

(2) 经括约肌肛瘘　可以是低位或高位肛瘘,约占23%,常由坐骨直肠窝脓肿发展而来,瘘管穿过肛门内括约肌和外括约肌深部浅部之间,外口常有多个,并有支管相互沟通。如果瘘管向上的分支通过坐骨直肠窝的顶端或通过提肛肌达到盆腔可以形成高位盲瘘。经括约肌瘘的另一种类型是直肠阴道瘘。

(3) 括约肌上肛瘘　为高位肛瘘,少见,约占5%,此类肛瘘来源于提肛肌上脓肿。瘘管经括约肌间达到耻骨直肠肌以上,在侧方弯曲向下到坐骨直肠窝,再到肛周皮肤。或者瘘管向上穿过提肛肌,到达肛管直肠环水平及肛管直肠环上,然后向下至坐骨直肠窝而穿透皮肤,外口常距离肛门较远。由于瘘管累及肛管直肠环,故治疗较困难。

(4) 括约肌外肛瘘　为高位肛瘘,最少见,约占2%,常为骨盆直肠窝脓肿合并坐骨直肠窝脓肿的后果。瘘管穿过提肛肌,直接与直肠相通。这种类型肛瘘多为非腺源性感染,而是由CD、肠癌、外伤等所致,因此治疗时应予以治疗原发疾病。但最常见的原因是肛瘘手术暴力探查引起的医源性损伤。

第三节　肛瘘的临床表现

中医对肛瘘症状早有详细的描述。如《诸病源候论》记载"谷道赤痛,肛边肿核痛,发寒热,肛边生鼠乳,时时出脓血"等。《疮疡经验全书》记载更为详尽,云"脏毒者,生于大肠尽处,肛门是也⋯⋯蓄毒在内,积流为痈,肛门肿痛,大便坚硬则肿痛,其旁生小者如贯珠,大者如李核,煎寒作热,疼痛难安,热盛则胀,翻凸虚浮,早治早愈,失治溃烂"。此即肛瘘急性发作或合并结缔组织外痔。《医门入学》指出有穿阴者,即直肠阴道瘘,并有"在痔则有穿肠、穿肾、穿阴者。又有无痔,肛门左右别生一窍,流出脓血,名为漏,窍在皮肤者易愈,脏腑损者难治。"这里所指的漏很可能就是马蹄型肛瘘。《外科正宗》描述的悬痈症状如"夫悬痈者,三阴亏损、湿热结聚而成。此穴在于谷道之前,阴器之后,又谓海底穴也。初生如莲子,少痒多痛,日久渐如桃李,赤肿焮痛,欲溃为脓,溃后轻则成漏,重者沥尽气血变成痨瘵,不起者多矣"。此症状类似于结核性肛瘘。

一、肛瘘的临床症状

肛瘘的症状可以分为局部症状与全身症状。在非急性炎症期,主要以局部流脓、疼痛和瘙痒症状为主,急性炎症期和反复发作的复杂性肛瘘,可伴有全身症状,如发热、贫血、消瘦、食欲不振等。

肛瘘的患者常有肛周脓肿引流病史,可以是手术引流,也可以是自发引流,患者流脓、溢液、疼痛和瘙痒症状,继发于直肠炎、CD、放线菌病、肛管直肠癌患者伴有肠道症状,应排除

HIV、癌症、淋巴瘤等全身性疾病。

1. 流脓

流脓是肛瘘的主要症状。局部间歇性或持续性流脓,久不收口。最初形成的肛瘘流脓较多,有粪臭味,色黄而稠;久之,则脓水稀少或时有时无,呈间歇性流脓。分泌物刺激皮肤可引起瘙痒不适。脓液的多少、性质与瘘管形成时间、瘘管长短、粗细、内口情况等都有关。当外口阻塞或假性愈合,瘘管内脓液积存时,表现为局部肿胀疼痛,甚至发热,后封闭的瘘口溃破,症状才消失。由于引流不畅,脓肿反复发作,也可破溃出现多个外口。较大较高位的肛瘘,常有粪便或气体从外口排出。

2. 疼痛

瘘管通畅无炎症时,常不感疼痛,只感觉局部发胀或不适,行走时加重。当瘘管感染或外口闭合、脓液排出不畅而肿胀发炎时,可引起疼痛,但是可以在外口破溃脓水流出后减轻或消失。但也有内口较大,粪便流入内口和瘘管而引起的疼痛,排便时加重。

3. 瘙痒

由于脓液不断刺激肛周皮肤,常感觉瘙痒,肛周潮湿不适,皮肤变色,表皮脱落,纤维组织增生和增厚,有时形成湿疹。当继发形成肛周湿疹时,可以出现皮肤丘疹或表皮脱落,甚至长久失治而形成皮肤苔藓样变。

4. 排便不畅

复杂性肛瘘经久不愈,可引起肛门直肠周围形成纤维化瘢痕或环状的条索,影响肛门的舒张和闭合,大便时常感到困难,有便意不尽的感觉。

5. 全身症状

在急性炎症期和复杂性肛瘘反复发作时,可出现不同程度的发热,或伴有消瘦、贫血、体虚等长期慢性消耗症状。反复发作的肛周肿痛、流脓,急性炎症期可发热。

6. 肛瘘在不同阶段的临床表现不同

肛瘘静止期,内口暂时闭合,管道引流通畅,局部炎症消散,可以无任何症状或只有轻微症状,但是原发病灶并未清除,在一定条件下还会再次发作。

肛瘘的慢性活动期,因感染物不断从内口进入,或管道引流不畅,呈持续感染状态,有肛瘘的典型的流脓、肛门潮湿、瘙痒症状。

肛瘘的急性炎症期,则因为外口的闭合或引流不畅,感染物不断在内口进入,脓液积聚而成,症状体征与肛周脓肿相似,有红肿热痛症状。

二、肛瘘的体征

肛瘘的体征主要是脓液和分泌物的性状和量的多少,以及外口、内口、瘘管的位置、形态、数目等情况,通过视诊和触诊可以进行判断。

1. 肛门视诊

肛门视诊可见肛瘘外口形态、位置和分泌物。

2. 肛管直肠指检

肛管直肠指检是诊断肛瘘的重要的检查方法。浅部肛瘘肛门周围可触及条索状硬结及其行径。直肠指检可触及内口、凹陷及结节。

3. 结合视诊和触诊

慢性炎症性肛瘘可以触及硬韧管道条索状物,由瘘的外口通向肛门。低位肛瘘的硬索与周围组织界限较清楚,容易触摸,但是高位肛瘘行肛外触诊常常不能触及明显条索,只能触及外口处的孤立硬结。内口有时可以在直肠指检时摸到,大多数病例的内口或原发灶并不清楚。外口的数目和位置对鉴别内口可能有一定帮助。

第四节　肛瘘的检查方法

必须强调术前检查是手术成败的关键,现代肛瘘的手术成功率提高有赖于手术技术的提高和现代诊断技术手段的丰富,通过直肠腔内超声和磁共振检查能够准确定位瘘管的内口和瘘管的走行,以及脓腔的位置和大小,特别是有助于判断瘘管和括约肌的关系。这些技术手段的发展有利于制定出更合理有效的手术方案,提高手术的成功率、降低复发率、保护肛门功能。

一、一般检查

1. 肛门视诊

（1）观察脓液　　可以帮助判断肛瘘的性质。如脓液稠厚而多,表明急性炎症;血样分泌物,表示脓肿溃破不久;脓水清稀或米泔水样分泌物,可能有结核杆菌感染;脓液色黄而臭,多属于大肠杆菌感染;混有绿色脓汁,表示有铜绿假单胞菌感染;分泌物质黏如胶冻样,可能有恶性改变。

（2）观察外口形状、部位、多少　　一个外口并且距离肛门边缘又近,表明瘘管简单;外口数目较多,距离肛门较远,提示瘘管复杂。

（3）对于外口和内口的关系　　许多学者做过研究,并总结为"索罗门定律(Salmon's law)"或"歌德索规律(Goodsall's rule)",即患者取截石位,经肛门中部画一横线,如果外口在横线之前,距离肛门缘不超过 5 cm,则管道较直,内口多在对应位置齿线上;如果外口距离肛门缘大于 5 cm 或外口位于横线之后,则管道多弯曲向后,内口多位于后正中线齿线上。一般外口距离肛门近者,管道较浅;距离肛门远,管道较深。但是这只是一般规律,临床所见常复杂多变,需要进行全面检查、分析才能准确定位。

2. 肛管直肠指检

首先,指检触摸肛门外瘘管的外口、皮下瘘管的走向和深浅,从外口开始向肛缘检查。轻触即可及条索状瘘管,说明瘘管较浅;重压才能感到条索状物或不甚明显的,提示瘘管较深。如瘘管走向弯曲,内外口不在相应部位,是弯曲瘘;条索较直,内外口位置相对应,为直瘘。辨别瘘管走向和深浅后,将指循其走向伸入肛门触摸内口,如在齿线触及硬结或凹陷,应疑是内口。初步确定内口后,再从内口向直肠黏膜触摸,如直肠壁有分支瘘管,则应检查其长短及部位。直肠指检还应括约肌松紧及其收缩和放松的功能。

二、辅助检查

1. 探针检查

探针检查的目的是初步探查瘘管的形态、走向,以及内口的位置。此方法虽然重要,但是因其穿插管道容易引起患者局部疼痛,很多患者不能配合或不愿检查,因此检查之前必须进行有效沟通,说明其重要性,以取得合作。若患者检查时效果不理想,可行麻醉下检查(EUA),这也是国际通行的肛瘘诊治技术和手段。

操作方法是将探针从肛瘘外口顺着瘘管走行探入,另一示指伸入肛内接触探针的尖端,确定内口的部位和位置。若瘘管弯曲,可将探针弯曲成与瘘管相似弯度,有时能顺利探入内口。如果管道弯曲度过大或有分支不易探通,可以注入亚甲蓝或甲紫溶液检查,也有用过氧化氢瘘管内注射的方法,或边切开瘘管边检查内口。

探针是检查和治疗瘘管的重要工具。应有粗细不同、软硬各异、弯曲度不等的探针以供选择使用,以适应不同类型的瘘管。使用探针时必须轻柔、避免强力,以防人为造成假道。操作中若探针进入受阻,可能是方向错误,可以适当旋转角度,调整方向后再探;若仍不能深入,则可能是管道狭窄或瘘管闭锁,此时不宜强行进入,以免形成假道。对于复杂性肛瘘,可以同时使用数枚探针,探查管道是否相通和内口是否为同一处。

传统的探针是银丝探针,近年来也有报道用圆头塑料空心探针的报道,作为一种新型瘘管探查工具,其特点在于既可以进行普通探针检查,也可以通过中空部分注入亚甲蓝或过氧化氢进行检查。这样减少了圆头探针检查的盲目性,也减少了亚甲蓝注射不易找到内口的缺点。

2. 肛窦钩检查

先以窥器伸入肛管,可见有红肿炎症的肛窦,内口多在此处,再用肛窦钩反复检查肛窦,不难找到内口,探时忌用暴力,以免穿破正常肛窦,造成新的感染内口。

3. 亚甲蓝注射检查

亚甲蓝注射液,临床常用于亚硝酸盐、氰化物的解毒剂。此注射液为深蓝色澄明液体,具有染色作用,所以常常作为染色定位剂应用于肛肠科临床上。用亚甲蓝注射液从肛瘘外口注入瘘管,使瘘管管壁着色,以显示内口位置,确定瘘管范围、走向、形态、数量等。临床上常用 2%～5% 浓度的亚甲蓝注射液。

具体方法:用肛门镜把纱布条放入肛内,拿出肛门镜后,再将装有亚甲蓝注射液的注射针管套上小儿头皮注射用塑料管或留置针软管,插入肛瘘外口,至一定深度后将外围用纱布包紧,加压注射亚甲蓝注射液,然后从肛内拉出纱布条,如有染色即证实有内口,并可以确定其位置。手术中再沿着染色部位切开瘘管,即可准确找到内口,术中也可以根据着色组织来探查支管和残腔。还可用甲紫替代亚甲蓝。

亚甲蓝注射液的缺点:若瘘管弯曲、括约肌收缩使瘘管闭合或瘘管本身瘢痕闭合时,亚甲蓝注射液不能进入而无法完整显示瘘管内口,以及瘘管的走行;或亚甲蓝注射液渗透,以及误注射入周围组织,导致瘘管周围组织广泛染色,反而无从辨认瘘管和正常组织。

4. 肛门直肠镜检查

本方法与亚甲蓝注射液配合使用,可初步确定内口位置。

5. 瘘管 X 线造影检查

造影剂造影,对于复杂性肛瘘的诊断有参考价值,目前已经较少开展,逐渐被 3D 超声和磁共振检查所取代。

6. 过氧化氢注射检查

1‰的过氧化氢溶液也越来越多地运用于肛瘘内口的识别,用注射器自肛瘘外口逐渐加压注入,用肛门镜观察肛门齿线部位有无白色气泡溢出,溢出处即是内口位置。用过氧化氢注射寻找内口的方法,器械要求简单,操作方便,往往注入后可以迅速明确内口位置,缩短术中寻找内口的时间。但是过氧化氢的应用也要注意,过氧化氢是强氧化剂,可以损伤直肠黏膜,造成直肠炎,因此应当尽量避免大量过氧化氢进入肠道而造成损伤。常用的措施:稀释过氧化氢溶液;直肠近端放置纱布棉球防止倒流;注入时压力、速度等不宜过大、过快,有泡沫溢出就停止;切开瘘管后用生理盐水冲洗。

具体操作:先用窥器将肛管撑开,暴露疑似内口区域,再将装有过氧化氢的注射针管套上小儿头皮注射用塑料管或留置针软管,插入肛瘘外口,插入一定深度后将外围用纱布包裹紧,减少液体渗漏的可能,然后用注射器加压注射过氧化氢溶液,直视下观察有无气泡从特定部位溢出,溢出气泡部位即为内口。部分医生也有将过氧化氢和亚甲蓝联合应用的经验。

7. 肛管直肠腔内超声检查

本方法可观察肛瘘瘘管的走向、内口,以及判断瘘管与括约肌的关系,可以帮助鉴别复杂性肛瘘,还可以辅助评估复杂性脓肿以利于合理引流。超声检查需要在超声医师应用超声探头伸入肛管直肠内检查,有一定的不适感。当患者合并感染或肛裂时,检查痛苦,往往难以忍受。另外,超声的穿透度有限,对于某些高位复杂性肛瘘分支瘘管走行的检出率有所欠缺。

8. MRI 检查

由于 MRI 能多平面、多角度、高分辨地显示病灶,准确显示肛门内外括约肌、提肛肌的解剖结构,并显示肛瘘与周围组织的关系,明确肛瘘病变所侵犯的括约肌的位置、范围深度等,因此对手术具有较高的指导价值和作用。此外,MRI 用于复杂性肛瘘的诊断,能较好地显示瘘管与括约肌的关系,以及内口的位置。MRI 目前是国际上肛瘘诊断的金标准之一,具有检查时患者无痛苦、无射线辐射、成像后可反复多角度阅片等优势。对于高位肛瘘、马蹄型肛瘘等疑难病例的诊治更有指导意义。此外,对于肛瘘的术后随访和疗效评估也有一定的参考价值。

9. 内窥镜检查

内窥镜检查包括肛门镜及肠镜检查等,检查时应注意有无瘢痕、炎症、出血点、分泌物、结节、溃疡、内痔、肛乳头肥大等。内口处一般可见充血、水肿、瘢痕、凹陷、结节等。

10. 瘘管牵拉法

在麻醉下检查或手术时,钳夹肛瘘外口和瘘管向外牵拉时,手指触摸肛管齿线处,有牵拉感或内陷感的地方往往是内口位置。同时还可以观察肛门皮肤变形,确定瘘管的走向情况。

三、麻醉下检查

麻醉下检查(examination under anaesthesia,EUA)。肛瘘病变常有疼痛,一部分患者

合并肛门直肠溃疡或狭窄,故体格检查应在麻醉下进行,由有经验的医师实施 EUA 是肛瘘诊断的"金标准"。EUA 的主要目的在于发现和引流肛周脓肿并确定有无肛瘘,以及瘘管与括约肌之间的关系。操作时应仔细探查内口和外口,必要时可以经外口注射过氧化氢溶液,以鉴别瘘管的水平和复杂程度。EUA 同时也可行外科引流和活检等。

EUA 可用于肛周脓肿和肛瘘的诊断和治疗,主要适用于:① 疼痛难忍导致不能接受临床检查的患者;② 可能伴有复杂性肛周疾病而影响评估的患者;③ 需要及时引流可疑存在肛周脓肿的患者。因为部分患者肛周和会阴部有广泛的硬化性改变,使得小脓肿和支管的鉴别较困难,而 EUA 在鉴别皮下脓腔时的阳性率可达 80%～100%。在使用亚甲蓝注射液、过氧化氢溶液帮助的情况下,这些技术可以使瘘管的鉴别敏感度超过 90%。

第五节　肛瘘的中医辨证分型

一、肛瘘的虚实辨证

肛瘘的中医辨证主要是辨虚实。

1. 实证(化脓性肛瘘)

一般局部可扪及索状物,外口呈凸形,脓水较稠厚。或伴有口干、发热、便秘、小便赤、苔黄、脉弦数等症状。

2. 虚证(结核性肛瘘)

局部常未扪及索状物,外口呈凹陷潜行形,脓水较稀薄。或伴有虚热、盗汗、舌淡红、脉细数等症状。

二、肛瘘的主要辨证分型

1. 湿热下注证

(1)症状　肛周有溃口,经常溢脓,脓质稠厚,色白或黄,局部红、肿、热、痛明显,按之有索状物通向肛内,可伴有纳呆,大便不爽,小便短赤,形体困重,舌红,苔黄腻,脉滑数。

(2)辨证分析　肛瘘早期湿热未清,气血壅阻,郁久不散,郁而化热,热盛则肉腐成脓,故肛门经常流脓液,脓质地黏稠,色黄白;邪毒旁窜,则成索状管道;呕吐恶心,渴不欲饮,大便不爽,小便短赤,形体困重,舌红,苔黄腻,脉弦滑,皆为湿热之象。

2. 正虚邪恋证

(1)症状　肛周瘘口流脓,脓质稀薄,肛门隐隐作痛,外口皮色暗淡,时溃时愈,按之较硬,多有索状物通向肛内,可伴有神疲乏力,面色无华,气短懒言,舌淡,苔薄,脉濡。

(2)辨证分析　肛瘘后期病久正气亏虚,无力托毒外出,湿热留恋,则肛周流脓,质地稀薄,溃口时溃时愈;邪气留恋则肛门隐隐作痛;正气亏虚则神疲乏力,舌淡,苔薄,脉濡。

3. 阴液亏虚证

（1）症状　　肛周瘘口凹陷，周围皮肤颜色晦暗，脓水清稀，按之有索状物通向肛内，可伴有潮热盗汗，心烦不寐，口渴，食欲不振，舌红少津，少苔或无苔，脉细数无力。

（2）辨证分析　　此类肛瘘多为结核性，由于痨虫内侵，肺、脾、肾阴液亏虚，邪乘下位，郁久肉腐成脓，溃后成漏。正气不足，湿热流连于肛门，故肛周溃口凹陷，周围皮肤颜色晦暗，脓水清稀如米泔样，局部常无硬索状物扪及；阴虚内热，水不制火可伴有形体消瘦，潮热盗汗，心烦口干。舌红少津，少苔或无苔，脉细数等为阴虚内热之象。

参 考 文 献

［1］顾伯康.中医外科学.上海：上海科学技术出版社,1986：178-180.

［2］Marvin L, Corman.结肠与直肠外科学.第五版.杜如昱,王彬,汪建平.北京：人民卫生出版社,2002：255-286.

［3］Goligher J C, Ellis M, Pissidis A G. A critique of anal glandular infection in the aetiology and treatment of idiopathic anorectal abscesses and fistulas. British Journal of Surgery. 1967, 54(12)：977-83.

［4］柏连松.柏氏肛肠病学.上海：上海科学技术出版社,2016：125-134.

［5］Parks A G, Gordon P H, Hardcastle J D. A classification of fistula-in-ano. Br. J. Surg. 1976, 63：1-12.

［6］David E B, Particia L R, Theodore J S,等.美国结直肠外科医师学会结直肠外科学.第二版.马东旺,姜军,王西墨.北京：北京大学医学出版社,2013：201-230.

［7］冉志华.炎症性肠病诊疗难点.北京：科学出版社,2015：238-249.

［8］Derek P J, Neil J M, Steinhart A H,等.炎症性肠病诊疗新进展.第2版.徐昌青,陈自平,杨宏丽.北京：人民卫生出版社,2011：217-229.

［9］Schaefer O, Lohrmann C, Langer M. Assessment of anal fistulas with high-resolution subtraction MR-fistulography：comparison with surgical findings. J Magn Reson Imaging. 2004, 19(1)：91-98.

［10］Beets-Tan R G, Beets G L, van der Hoop A G, et al. Preoperative MR imaging of anal fistulas：Does it really help the surgeon? Radiology. 2001, 218(1)：75-84.

［11］中华中医药学会.中医肛肠科常见病诊疗指南.北京：中国中医药出版社,2012：7-10.

第三章 肛瘘-肛周脓肿的鉴别诊断

肛瘘需与结核性肛瘘、炎症性肠病肛瘘、化脓性汗腺炎、肛周皮下囊肿感染、会阴部尿道瘘、骶尾部囊肿或畸胎瘤合并感染脓肿、藏毛窦感染、肛管癌、巴氏腺囊肿感染等鉴别。另外,不常见的结核或放线菌等感染亦可表现为特异性肛瘘。临床详细的病史和相关检查有助于正确诊断。

1. 毛囊炎和疖肿

早期表现为红肿疼痛的小结节,逐渐肿大,呈锥形隆起,数日后结节中央组织坏死变软,出现黄白色脓栓,红肿疼痛范围扩大。脓栓脱落,脓液流出,炎症逐渐消失而愈。若感染扩散,可引起淋巴管炎和淋巴结炎。若多个疖肿同时发生或反复发生,成为疖肿病。

2. 骶尾部囊肿

骶尾部囊肿是一种先天性疾病,由胚胎发育异常引起,分为表皮样囊肿、皮样囊肿、黏液分泌性囊肿和畸胎瘤。病变位于直肠后间隙。临床症状多不明显,患者主诉多为尾骶部胀痛,或排便困难。若囊肿继发感染,局部脓肿溃破或切开引流后形成窦道,通常无内口。一部分患者肛门与尾骨之间存在肛后小凹,容易误诊为肛瘘(彩图 1)。

3. 骶髂骨骨结核

骶骨、髂骨、髋骨、耻骨骨结核可以形成脓肿,脓液在臀部或会阴部或腹股沟穿破,形成瘘管,需与肛瘘鉴别。骨结核发病缓慢,无急性炎症,溃破后流清稀脓液,疮口凹陷,伴有结核病特有症状。瘘口往往距离肛门较远,与直肠不通,X线片可见骨质破坏。

4. 尾部骨髓炎

尾部骨髓炎由骶骨骨髓炎造成骶骨与直肠间脓肿,脓液由尾骨附近穿破,形成瘘管。瘘口通常位于尾骨尖两侧,并与尾骨尖平齐,有时有两个对称、等距离的瘘口。X线片可见骨质病变。

5. 肛门会阴部急性坏死性筋膜炎

肛门或会阴部、阴囊部由于厌氧菌感染而出现肛门部周围大面积组织坏死,有的可形成瘘管。此病变发病急、病变范围广,常蔓延至皮下组织及筋膜,向前侵犯阴部,多无内口(彩图 2)。

6. 藏毛窦

藏毛窦是一种藏毛性疾病,藏毛性疾病可以表现为急性脓肿和慢性窦道经过长时间稳定后间断疼痛或者排除液体,通过疾病病变的位置、外观、臀裂部位表面的小凹陷可以诊断。此病难以自愈,常发生于青年,男性多于女性,多见于体毛旺盛者(彩图 3)。

7. 肛管癌

肛管癌与肛瘘虽然共有肛门疼痛和肛周结块的表现,但不难鉴别。肛瘘为脓肿后形成,疾病过程较单纯。而肛管癌早期症状不明显,进展期的临床表现类似直肠下段癌,主要有大便习惯改变,常伴里急后重或排便不尽感;粪便性状改变如粪条变细或变形,常带有黏液或脓血;肛门疼痛逐渐加重以致持续疼痛;肛门瘙痒伴分泌物,但分泌物伴腥臭味;肛管内肿块,直肠指检或用肛窥器检查可见肛管内溃疡型肿块或息肉样、蕈状肿块,也有呈浸润型肿块伴肛管缩窄(彩图4)。

8. 化脓性汗腺炎

化脓性汗腺炎是一种少见皮肤病,主要见于中青年,多表现为长期静止后的反复发作,严重程度不一,是一种皮肤及皮下组织的慢性炎症性疾病。其病变范围较广,呈弥漫性或结节状,局部隆起,皮肤常有很多窦道溃口病变,主要局限在皮肤和皮下组织,窦道通常不与直肠相通,病变区皮肤色素沉着。最初多表现为脓肿,受累及皮肤常有恶臭,典型表现为肛门周围皮肤慢性或复发性脓肿,最终导致病变皮肤严重瘢痕、收缩、恶变和致残。发病区域的顶泌汗腺在发病中起到重要作用。该病与性激素有关,研究证实患者体内存在过量的雄激素和孕激素缺乏(彩图5)。

9. 肛周皮脂腺囊肿

其特点为缓慢增长的良性病变。囊内有白色豆渣样分泌物。此病可发生于任何年龄,但以青壮年多见,囊肿突出于皮肤表面,一般无自觉症状,经常被挤压继发感染后可有反复出现红肿、疼痛,甚至流脓。由于肛周皮脂腺囊肿无内口,故病变处与肛隐窝之间没有条索状肿物可扪及。探针、染色、造影、B超、腔内B超等检查均可证实肛周皮脂腺囊肿。组织病理学检查可见皮脂腺发生了囊性变,囊内充满白色粉膏状的皮脂腺分泌物、破碎的皮脂腺细胞,以及大量胆固醇结晶,囊壁外层是纤维结缔组织,内层则由上皮细胞构成。当囊肿破裂时,周围可能会出现异物巨细胞(彩图6)。

10. 前庭大腺囊肿

因前庭大腺管阻塞,分泌物积聚而成。在急性炎症消退后腺管堵塞,分泌物不能排出,脓液逐渐转为清液而形成囊肿,腺腔内的黏液浓稠。囊肿多呈椭圆形,囊性包块位于大阴唇后部下方,向大阴唇外侧方向突出。发病多为单侧,也可双侧。囊肿生长较缓慢,一般不超过鸡蛋大小。巴氏腺囊肿继发感染时可形成脓肿,反复感染可使囊肿扩大。

11. CD肛周病变

此病多伴有腹痛、腹泻、体重减轻、消瘦,需进一步做全消化道检查。CD患者除了前述躯体症状外,常合并有肛周病变,其中最多的是肛周瘘管或脓肿形成。此外,不论有无肛周病变,甚至无消化道明显症状时,既能够发生诸多影像学和内窥镜下病变,如末端回肠、回盲部肠壁增厚或局限性增厚,小肠或结肠的节段性溃疡性或狭窄性病变,甚至肠间瘘,肠道周围脂肪间隙多发淋巴结增大等诸多表现(彩图7,图2-3-1)。

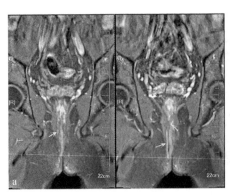 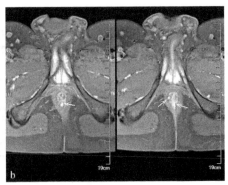

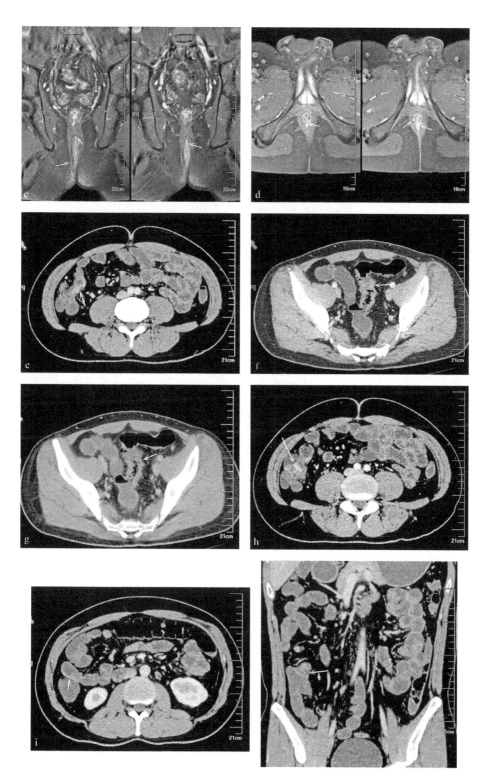

图 2-3-1　CD 肛周病变

a～d 克罗恩病肛瘘 MRI；e～j 克罗恩病肛瘘 ECT 二维重组图像

第四章 特殊类型肛瘘的诊断

第一节 克罗恩病肛瘘

一、概述

CD 发病多在青少年期或成人早期,男女比例为 1:1。其临床症状表现多样与病灶部位、行为方式、病情严重程度等密切相关。CD 常伴有一定的肠外表现,其肛周表现多为肛瘘。

二、病因

克罗恩病肛瘘的病因尚不完全明确。流行病学的研究表明,CD 单独影响小肠者约占 30%,大肠独自发病者约为 30%,大小肠共同发病 30%,10% 发生在肠外病变。肠外表现多见于结肠型 CD 患者。流行病学研究显示肠外表现发病情况在 21%～23% 间。累计发病率 1 年为 12%,5 年为 15%,10 年为 21%,20 年为 26%。这种变化与发病部位相关。小肠 CD 的肛周瘘管发生率在 12%,回结肠 CD 的肛周瘘管发生率在 15%,结肠型肛瘘发生率在 41%,直结肠型肛瘘发病率在 92%。肛周病变则可能伴有任何部位的发病,但更多见于结肠 CD 患者。因为肛周 CD 病因、发病部位不同且具有一定特殊临床表现,有些学者将其单独列为一种类型。

三、诊断

(一) 临床表现

克罗恩病肛瘘具有 CD 的典型特征:长期反复发作的腹痛伴腹泻,体重减轻,贫血,兼伴有肛周不适、肛裂、肿痛流脓等症状。

(二) 临床金标准

临床上尚没有 CD 诊断的金标准。因此在确定肛瘘的同时行实验室检查和辅助检查来明确 CD 诊断。

1. 实验室检查

血常规中血红蛋白低,伴有 CRP 和血沉的升高。

2. 辅助检查

（1）内镜检查　　内镜下可见非对称性黏膜炎症,可有肠腔狭窄,必要时可行活检病理学检查。

（2）小肠 CT 和 MRI　　检查显示肠壁厚度和炎症活动期的特征改变,表现病变肠壁增厚、肠系膜淋巴结肿大等。

四、分型

如何对 CD 合并肛瘘进行分类至今仍存在很多分歧,Parks 分型将肛瘘根据外括约肌作为解剖参照对其进行明确定义,该分型从外科角度对 CD 合并肛瘘进行相对较明确的描述,对手术选择有一定作用,但对手术操作指导有限。

五、活动指数

CD 活动指数被用于评估 CD 的严重程度。在临床上,CD 指数其重要性体现在确定肛周表现是否与结肠活动性有关,进而帮助确定治疗措施。如果活动期 CD 未进行处置,肛周 CD 是无法好转治愈的。因此,对于 CD 合并的肛瘘,在确定肛瘘分型的同时,应通过结肠镜检查明确肠内 CD 的状态。

第二节　结核性肛瘘

一、概述

结核性肛瘘在临床上较为少见,在结核病患者发病率约占 6%,但在一般的肛瘘组织学检查中有结核感染者约占 11%。这类病治疗周期较长,较难治愈。因部分肺结核合并结核性肛瘘的患者呼吸道症状表现不显著,症状较轻,而肛门周围阳性体征相对突出,临床上易被忽视和延误。

二、病因

1. 肠源性

最主要的感染途径,结核杆菌可由血液循环至肛门,引起疾病。一般认为多数增殖性肠结核系原发性。结核杆菌具有脂外膜,故可不被胃酸杀灭,进入肠道后容易在回盲部致病。因此回盲部就成了肠结核的好发部位,约占胃肠道结核的 80%。

2. 血源性

结核杆菌经血行播散引起肠结核,如粟粒性肺结核,或由血行播散到肝脏,再经胆汁进入肠道而引起肠结核。

三、诊断

（1）本病起病缓慢，肛瘘前期阶段或急性发作时局部红肿疼痛不明显，或无急性炎症征象。肺结核是引起结核性肛瘘的主要病因，因此临床上可伴有不同程度的咳嗽、潮热、盗汗、消瘦等表现，但有部分患者呼吸道症状及结核中毒症状不明显，多由胸部 X 线片发现。

（2）体格检查可见肛门局部肿块、流脓，脓液清稀、色淡黄或伴有干酪样坏死物。肛瘘常常是肛周皮下包块或不完全性肛瘘的表现，有时外口较大，溃疡面呈不规则状，底部可见黄白色脆软肉芽组织。

（3）术中探查可见肛瘘脓肿侵犯范围广，外口周围皮肤多成暗紫。内外口多而大，外口远，瘘管多而复杂。边界不清，往往出现皮肤与肌肉组织分开，中间有少量分泌物。

（4）术后伤口肉芽生长缓慢，肉芽颜色晦暗，易出血，创口呈凹陷性。

四、实验室检查

（1）肛周分泌物结核分枝杆菌涂片检查阳性即可确诊，但培养周期较长，且阳性率不高。

（2）胸部 X 线或 CT 检查有典型的活动性结核病变表现合并肛瘘。

（3）肛瘘瘘管病变标本、病理学诊断为结核病变（此项检查准确率高，尽量取窦道中端，避免在内外口处采集标本）。

（4）疑似结核性肛瘘者，经 T 细胞斑点试验（T-SPOT）、聚合酶链式反应（polymerase chain reaction，PCR）等阳性。

（5）临床上长期不愈或愈合不良的肛瘘，经抗结核药诊断性治疗后愈合的患者，可诊断结核性肛瘘。

临床中很容易因术前检查不完善，只关注诊治肛瘘，只考虑肛瘘的复杂性，而忽视了发病原因或因患者体征不明显，未详细采集病史，产生误诊。

第三节　直肠阴道瘘

一、概述

直肠阴道瘘为直肠前壁与阴道后壁之间形成的先天或后天的病理性通道。此病可发生于阴道的任何位置。此病在临床上较为少见，且因发病部位特殊、病因多样，手术难度大，往往给女性患者造成很大的生理及心理上的痛苦，影响患者生活质量。

二、病因

直肠阴道瘘的很多病因已经基本明确，主要分为先天性和后天性两种。先天性肛门直肠畸形较为罕见，一般多伴随直肠及阴道的畸形。后天性直肠阴道瘘的主要病因如下。

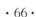

（一）产伤是导致直肠阴道瘘的最重要病因

不正确的会阴侧切仍可出现伤口撕裂或合并感染或肛门括约肌的损伤。因此产伤所致的直肠阴道瘘常伴随肛门括约肌的损伤，增加肛门失禁的发病率。

（二）直肠阴道隔在感染形成脓肿后，可压迫并穿透阴道后壁形成瘘管

隐窝腺囊肿位于肛管前端，是形成此病的非产科感染因素中最常见的病因。肛腺感染导致的直肠周围脓肿，直肠恶性肿瘤切除部分阴道后壁也可导致直肠阴道瘘。

（三）肛周部的恶性肿瘤也可导致此病

一般与肿瘤的直接浸润侵犯或接受过放射治疗有关，其中宫颈癌放疗是引起直肠阴道瘘最常见的病因。随着放射性治疗的不断运用，直肠阴道瘘的发生率明显增加。主要临床表现包括直肠内异常流鲜红色血液，经久不愈的直肠溃疡和直肠炎。如果怀疑因恶性肿瘤引起的此病，需行多次病理活检明确诊断。

（四）术后并发直肠阴道瘘比例增多

随着吻合器在直肠手术中的运用逐渐上升，术后并发直肠阴道瘘比例增多。

（五）炎性肠病

炎性肠病尤其是 CD 和 UC，都可引起复杂性直肠阴道瘘。对直肠阴道瘘修补术后失败的患者，应该考虑有 CD 的可能。

（六）其他病因

其他病因包括异物刺穿直肠阴道、暴力性交等。

三、诊断

（一）临床症状

临床上最常见的症状为气体、粪液至阴道排出，或者不明原因的阴部疼痛，以及出现阴道恶臭，也可同时存在低热、黏性便、腹痛等不适症状。瘘孔偏小的患者，可存在阴道排气排出。询问病史过程中，应详细询问患者手术治疗史、分娩史、放疗史、有无炎症性肠病史等既往治疗和临床表现，排除恶性肿瘤的可能。

（二）检查会阴部有无陈旧性手术瘢痕

直肠指检有无触及条索样窦道、凹陷，以及初步评估肛门括约肌的张力，必要时可行双合诊检查，也可辅用阴道窥器、直肠镜来辅助诊断，瘘口较大者可直接看到，瘘口小者可见一鲜红肉芽组织。临床上可以采用直肠内灌入亚甲蓝注射液，阴道内塞入棉条，10～20 分钟后观察棉条上是否有染色来明确有无小的瘘口。

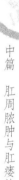

（三）肛周 MRI

此检查对病情评估更为准确。怀疑恶性病变的,可行病理活检。

四、分型

直肠远端 2/3 的直肠前臂是与阴道后壁相连,根据病因,直肠阴道瘘可发生于 9 cm 的直肠阴道隔的任意部位。一般根据瘘口位置的高低,可分为低位、中位、高位。

1. 低位直肠阴道瘘

直肠侧瘘口开口于肛管,位于齿线处或其上方,阴道侧的瘘口在后阴唇系带处。

2. 中位直肠阴道瘘

直肠侧瘘口在直肠下段,阴道侧瘘口在后阴唇系带至宫颈水平。

3. 高位直肠阴道瘘

直肠侧瘘口位于直肠阴道间隔上端,阴道侧的瘘口位于阴道后穹窿附近。

不同的瘘口位置采用的手术治疗方式不同,高位直肠阴道瘘一般采用开腹的方式,而中低位直肠阴道瘘一般采用局部修补的方式。

第四节　肛瘘癌变

一、概述

肛瘘长期存在引起慢性炎症刺激是肛瘘癌变的高危因素。Brofeldt 在 1927 年就报道指出肛周的一切炎性刺激均可导致黏膜病变及肛管癌的发生。但因此病较为罕见,临床上缺乏大样本的研究与分析,因此确切的发病机制和病因仍待明确。

二、病因

在肛瘘的基础上引发癌变一般临床上较少见。慢性肛瘘经久不愈、反复发作造成的慢性炎症刺激是肛瘘癌变的主要病因。Frisch 报道称肛瘘的存在可能就是肛管癌早期的一个并发症和临床表现形式,而不是病因。

三、诊断

肛瘘癌变的诊断比较困难,需要反复进行活检明确诊断。肛瘘演变的恶性肿瘤,病程较长,肛瘘癌变往往没有特异的临床表现,可仅表现为肛瘘、肛周脓肿症状加重,伴肛门局部持续性疼痛,分泌物性状改变,可见血性黏液和坏死组织(彩图 8)。

肛瘘的中西医结合治疗

参 考 文 献

[1] Schwartz D A, Jr. L E, Tremaine W J, et al. The natural history of fistulizing Crohn's disease in olmsted County, Minnesota. Gastroenterology, 2002, 122(4): 875 – 880.

[2] Navarroluna A, Garcíadomingo M I, Riusmacías J, et al. Ultrasound study of anal fistulas with hydrogen peroxide enhancement. Diseases of the Colon & Rectum, 2004, 47(1): 108 – 114.

[3] Buchanan G, Halligan S, Williams A, et al. Effect of MRI on clinical outcome of recurrent fistula-in-ano. Lancet, 2002, 360(9346): 1661.

[4] Travis S P L, Stange E F, Lémann M, et al. European evidence based consensus on the diagnosis and management of Crohn's disease: current management. Gut, 2006, 55 (suppl 1): i16 – i35.

[5] Farmer R G, Whelan G, Fazio V W. Long-term follow-up of patients with Crohn's disease. Relationship between the clinical pattern and prognosis. Gastroenterology, 1985, 88(6): 1818 – 1825.

[6] Lowry A C, Thorson A G, Rothenberger D A, et al. Repair of simple rectovaginal fistulas. Influence of previous repairs. Diseases of the Colon & Rectum, 1988, 31(9): 676 – 678.

[7] Kozak L J. Surgical and Nonsurgical Procedures Associated with Hospital Delivery in the United States: 1980 – 1987. Birth, 1989, 16(4): 209 – 213.

[8] Frisch M, Olsen J H, Bautz A, et al. Benign anal lesions and the risk of anal cancer. New England Journal of Medicine, 1994, 331(5): 300 – 302.

第五章　影像诊断与鉴别诊断

第一节　肛瘘磁共振诊断与鉴别诊断

放射学有多种检查方法可识别瘘管和脓肿,显示病变范围、损害程度及与盆底肌群和周围脏器的关系,对肛瘘及肛周脓肿的诊治起重要作用。本章就肛瘘放射学检查技术及其优缺点进行论述。目前临床可用于肛瘘诊断和评价的放射学检查方法有 X 线瘘管造影、CT 和 MRI 等。

一、X 线瘘管造影

曾经 X 线瘘管造影被列入了大多数肛肠外科学教科书,只是随着影像学技术的发展,以及该方法本身的电离辐射,可引起患者显著不适和偶尔会加重感染,在临床诊断中已基本不被应用。该方法可能有利于肛瘘内口的显示,但它不能直接显示管道与耻骨直肠肌、肛提肌关系,对高位及马蹄形分支的显示能力也有限。

然而,对于直肠/肛管阴道瘘或病变累及阴道穹隆的患者,在其他影像学方法显示不利的情况下,X 线瘘管造影可能有益于病变的显示。

二、CT

由于 CT 检查有电离辐射,并且不含气的瘘管与肛周肌群的密度相仿以至于其对瘘管的显示能力弱于 MRI 和超声,即使使用静脉注射对比剂,效果亦不理想。虽然有学者提出从外口注入对比行 CT 瘘管造影,但此法会引起患者明显的疼痛不适。综上所述,我们不提倡 CT 常规用于肛瘘和肛周脓肿的检查。

但是有两种情况患者可考虑行 CT 检查。第一,急诊患者临床症状明显,急需明确病变和范围以指导外科紧急处理。第二,CD 患者发现肠周脓腔的同时需了解小肠病变的程度和范围。

瘘管在 CT 上呈边界清楚的管状软组织密度影,其内可见液体或气体填充。如果瘘管处于活动期,增强后可见较厚并且强化的瘘管壁。脓肿在 CT 上呈类圆形或类椭圆形的厚壁囊性灶,部分病灶内可见气体积聚,部分病灶可见气液平,有时病灶可与瘘管相通,脓肿周围往往有炎性渗出改变造成直肠或肛管周围的脂肪间隙模糊(图 2-5-1)。

CT 增强横断位图像示直肠左后方及肛提肌处类椭圆形囊性灶,增强后囊壁强化;直肠左后方与左侧肛提肌间的脂肪组织为炎性组织及脓肿代替。

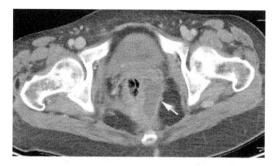

图 2-5-1　直肠左后方脓肿(↑)

三、MRI

　　MRI 的软组织分辨率和空间分辨率高，能够多平面、大视野成像，可以清晰地显示盆底组织结构，包括肌肉、脂肪、直肠和肛管黏膜、水及空气等。再加上与 CT 和 X 线片相比，没有电离辐射，因此成为肛周疾病，尤其是 CD 合并复杂性肛瘘的首选检查。

(一) 肛周 MRI

1. 线圈

20 世纪 90 年代晚期，肛肠内接收线圈曾经被使用以观察肛周括约肌复合体结构。但在肛周炎性病变患者中，内置线圈会引起明显不适，且其成像范围有限，因此不适用于此类疾病。多通道、外置盆腔相控阵列表面线圈，以及并行采集技术改善了 MRI 图像质量、缩短成像时间、提高信噪比，同时也可以大范围成像，后者更有利于显示肛提肌上的骨盆直肠间隙、坐骨直肠窝和坐骨肛门窝，以及肛周瘘管皮下分支等。换而言之，肛周 MRI 时选择的线圈和扫描视野既需要足够的小以清楚显示肛门括约肌复合体和肛提肌的解剖结构，又要足够的大以显示整个会阴、盆底及直肠凹陷，以便于发现远处的病变。

2. MRI 扫描序列方案

肛周常规 MRI 扫描方案见表 2-5-1。其中需注意三点：① 进行 MRI 扫描时，需进行垂直于肛管的斜横断位和平行肛管的斜冠状位扫描(图 2-5-2)。② 尽量控制整个扫描时

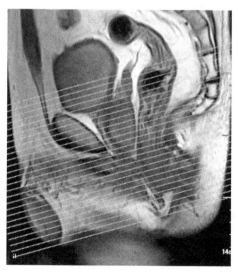
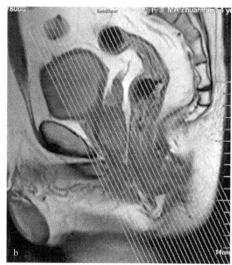

图 2-5-2　矢状位图像
a. 定斜横断位；b. 斜冠状位

间在 30 min 内,一方面患者容易耐受,不容易产生运动伪影;另一方面扫描时间过长肛管及直肠周围炎性组织会过度强化,反而掩盖瘘管及内口的清晰显示。③ 反复手术或瘘管迁延不愈患者,肛周结构紊乱,不容易区分括约肌复合体及辨别肛管结构,此时如果肛管内置管,则可将这些结构尽可能显示出来(图 2-5-3)。

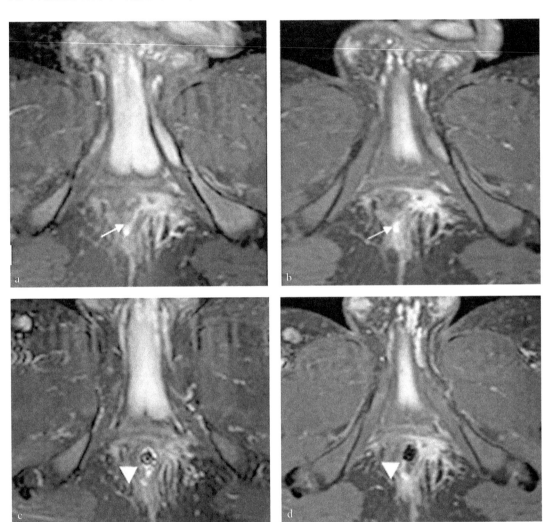

图 2-5-3 CD 患者,右侧瘘管合并肛周感染

肛门置管前、后 T2 加权抑脂(a,c)和 T1 加权抑脂增强(b,d)斜横断位图像示肛门右侧支合并分支的瘘管(↑)。置管前肛周结构紊乱,不能分别肛管和内口位置,置管后肛管显示,并在 7 点钟位置见一内口(▲)。左侧坐骨肛门窝和肛提肌见炎性组织累及

表 2-5-1 肛周 MRI 成像方案

序　列	要　点	3.0 T MRI 成像参数
视野/层厚/层距	—	25cm/4mm/1mm
扫描中心	—	耻骨和括约肌复合体

序　　列	要　　点	3.0 T MRI 成像参数
定　位	横断位上定矢状位	—
快速自旋回波 T2 加权成像（T2 - weighted imaging，T2WI），矢状位（包括双侧髋关节和会阴部）	定其他后续扫描方位	TE* 106 msec，TR** 4 000＋ msec，3 次信号采集
快速自旋回波 T2WI 抑脂，斜横断位（垂直肛管包括整个会阴部）	发现瘘管、病变活动性和严重程度	TE 106 msec，TR 4 000＋ msec，翻转角 150°，3 次信号采集
快速自旋回波 T2WI，斜横断位和斜冠状位（垂直和平行肛管包括整个会阴部）	显示瘘管和分支与括约肌复合体的关系	TE 106 msec，TR 4 000＋ msec，3 次信号采集
增强序列：快速自旋回波 T1 加权（T1 - weighted imaging，T1WI）抑脂，斜横断位和斜冠状位（垂直和平行肛管包括整个会阴）	发现脓腔，评估病变活动性和严重程度，发现直肠炎	TE 11 msec，TR 650 msec，翻转角 140°，2 次信号采集
可选：快速自旋回波 T1WI，斜横断位（垂直肛管包括整个会阴部）	发现坐骨直肠窝和坐骨肛门窝内的慢性纤维化病灶	TE 11 msec，TR 650 msec，2 次信号采集
可选：质子抑脂成像，斜横断位（垂直肛管包括整个会阴部）	发现瘘管，适用于不适合增强患者	TE 30 msec，TR 2 500 msec，翻转角 150°，2 次信号采集
可选：扩散加权成像，斜横断位（diffusion weighted imaging，DWI）	发现瘘管，适用于不适合增强患者	TE 70 msec，TR 3 500 msec，b 值＝ 500 sec/mm²

*TE 回波时间；**TR 重复时间。

（二）肛瘘 MRI 诊断和鉴别诊断

1. 肛瘘 MRI 表现

瘘管在 T1WI 序列上为低信号，T2WI 序列上通常为高信号，静脉注射对比剂后病灶可见强化，并可追踪到通入直肠、肛管壁的内口。脓腔由脓液、空气和脓腔壁组成，往往和瘘管相通，脓液在 T1WI 序列上为低信号，T2WI 序列上呈高信号，增强后无强化，脓腔壁呈等或稍高信号，增强后可见强化。

如瘘管愈合则 T2WI 序列上高信号的炎性组织为肉芽组织替代变为低信号。非活动性或愈合瘘管 T1WI、T2WI 和 DWI 序列上均可表现为低信号的纤维管道，增强后可无明显强化，故根据增强后有无强化可判断病灶有无活动性。T2WI 低信号与增强后无强化常同步（图 2 - 5 - 4），最终这些病灶会愈合。

2. 肛瘘分型

基于影像学和解剖学的肛瘘分型既要符合病变的形态学，报告的一致性需高，又要加强放射科、肛肠外科和内科医生之间的联系，因此下列三种分型目前使用比较广泛。

（1）单纯性和复杂性肛瘘　　单纯性瘘管为单一线样结构，无分支，连接肛管或直肠壁的内口和皮肤表面的外口。窦道为仅与一端的上皮结构（如肛管壁）相通的管道，另一端为盲端。

符合下列任意一条即可诊断为复杂性肛瘘：① 高位肛瘘，包括高位括约肌间、高位经括约肌、括约肌外及括约肌上肛瘘；② 多个外口、瘘管或内口；③ 肛瘘伴有肛周脓肿、分支、肛门狭窄和内镜证实有活动性肛肠疾病，如直肠炎。这些分支、脓腔可由主瘘管任何部位发

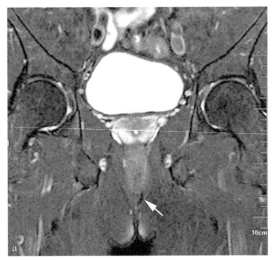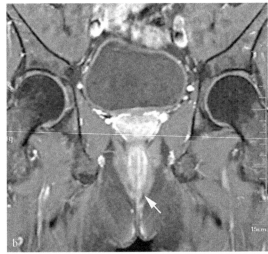

图 2-5-4　肛门左侧非活动性或愈合瘘管(↑)

T2WI 抑脂(a)和 T1WI 抑脂增强(b)斜冠状位图像示左侧括约肌间 T2WI 抑脂低信号、增强后无强化病灶。

出,经常在坐骨肛门窝和括约肌间隙内发展。其中马蹄瘘(脓腔)就是一种由主瘘管衍生双向包绕内括约肌的分支,可以位于括约肌间隙内,也可以位于肛提肌和直肠壁之间(图 2-5-5)。马蹄瘘及周围的炎性病变会损坏括约肌复合体,使之形成瘢痕,或向后延伸至肛周后部肌群及皮下,或向上延伸至肛提肌上直肠周围。

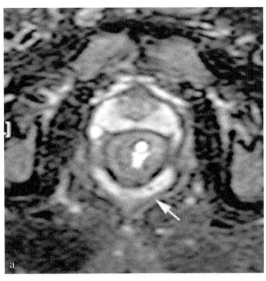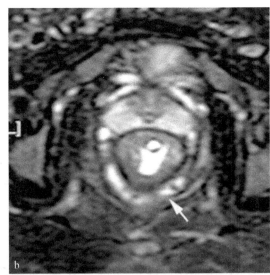

图 2-5-5　马蹄形脓腔

连续横断位 T2WI 抑脂图像(a,b)示直肠后方与肛提肌之间的马蹄形脓腔(↑)

复杂性肛瘘较单纯性肛瘘治疗后复发率明显为高。肛提肌上或肛门后间隙深部的脓肿在体格检查时容易漏诊,因此 MRI 检查对尽可能发现这些病灶和指导外科手术尤为重要。

(2) Parks 肛瘘分型　　Parks 分型是 1976 年根据英国伦敦 St Mark's 医院 400 名患者做出的外科分型,更适用于肛肠外科医师。除了一类浅表型,瘘管位置较低,不累及括约肌复合体外(图2-5-6),其主要分型基础是基于主瘘管与括约肌复合体的关系,分成四型:括约肌间型、经括约肌型、括约肌外型和括约肌上型(图2-5-7~图2-5-11)。

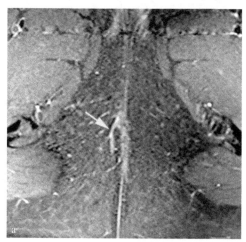
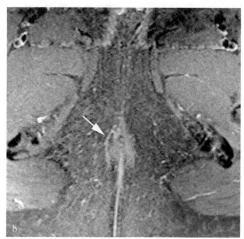
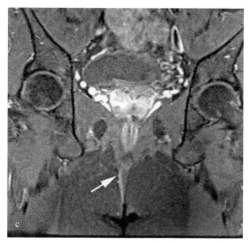

图2-5-6　肛门右侧皮下瘘(↑)

T1WI抑脂增强斜横断位(a,b)和斜冠状位(c)图像示肛门右侧皮下有一支瘘管,位置较表浅。

(3) St. James 大学医院肛瘘分级:St. James 大学医院肛瘘分级详细内容见表2-5-2和图2-5-7~图2-5-11。该分级主要基于磁共振盆底解剖。该分级系统一共有5级,重点描述主瘘管、分支及脓腔情况。

表2-5-2　St. James 大学医院肛瘘分级

分　级	描　述
0	正常
1	单纯线样括约肌间型
2	括约肌间肛瘘伴括约肌间脓腔或分支形成
3	经括约肌型
4	经括约肌型肛瘘伴坐骨肛门窝或坐骨直肠窝脓腔或分支形成
5	肛提肌上或经肛提肌疾病

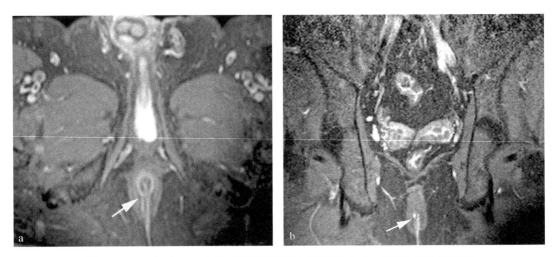

图 2-5-7　St. James 大学医院肛瘘分级 1 级肛瘘；Parks 分型为括约肌间型

T1WI 抑脂增强斜横断位(a)和斜冠状位(b)图像。右侧内外括约肌间见线样强化灶，开口于截石位 7 点肛管壁(↑)

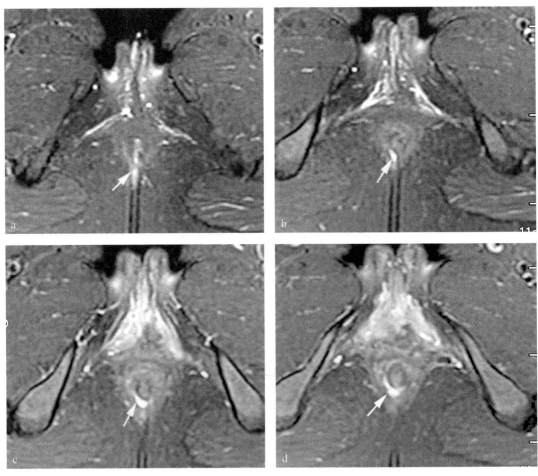

图 2-5-8　St. James 大学医院肛瘘分级 2 级肛瘘；Parks 分型为括约肌间型

T2WI 抑脂连续斜横断位图像(a~d)。肛门右侧括约肌间见条状高信号并于内外括约肌间隙内形成弧形小脓腔(↑)

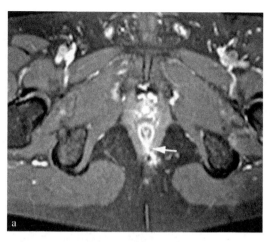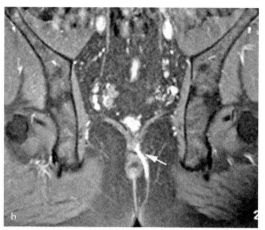

图 2-5-9　St. James 大学医院肛瘘分级 3 级肛瘘；Parks 分型为经括约肌型

T1WI 抑脂增强斜横断位(a)和斜冠状位(b)图像。左侧经括约肌见线样强化灶，位置较高，穿过左侧外括约肌深部，开口于截石位 6 点管壁(↑)

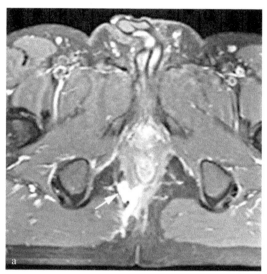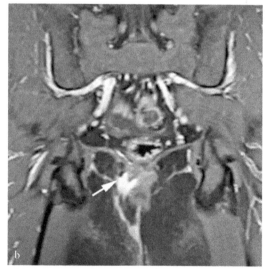

图 2-5-10　St. James 大学医院肛瘘分级 4 级肛瘘；Parks 分型为经括约肌型

T1WI 抑脂增强斜横断位(a)和斜冠状位(b)图像显示肛门右侧一支瘘管穿过括约肌复合体的同时向外上方沿外括约肌外侧缘发出一支粗大分支(↑)

（4）Van Assche 分型　　MRI 肛瘘严重的程度评分(表 2-5-3)：该评分方法是以 St. James 大学医院肛瘘分级为基础的，但更强调了 T2WI 高信号权重（而非注射针剂后瘘管增强情况）、脓肿和直肠炎。该评分总和下降，意味主瘘管、分支和脓腔的减少和 T2WI 高信号的消失，也就代表肛瘘的愈合。此方法有助于肛瘘患者的随访评估，即给临床医生提供有关肛瘘治疗后情况改善或恶化的信息。此外，我们建议一般情况下肛周脓肿切开排脓后 1 个月左右复查 MRI 观察有无瘘管形成，肛瘘术后 2～3 个月复查瘘管愈合情况。如果过早检查，术区的肉芽成分在 T2WI 抑脂序列上亦呈高信号，增强后强化，难以与复发或残余瘘管混淆。

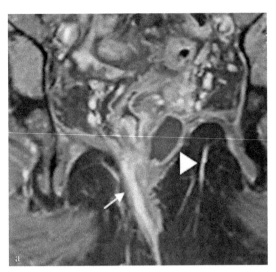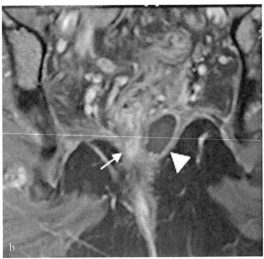

图 2-5-11 St. James 大学医院肛瘘分级 5 级肛瘘；Parks 分型为括约肌外形

连续 T1WI 抑脂增强斜冠状位图像(a,b)显示肛门右侧一支瘘管(↑)直接向内穿过肛提肌后于直肠左后方形成一个脓腔(▲)

表 2-5-3　Van Assche MRI 肛瘘严重程度评分

参　　数		分　　数
瘘管数目	无	0
	单支,无分支	1
	单支,有分支	2
	多支	3
位置	括约肌外或括约肌间	1
	经括约肌	2
	括约肌上	3
分支	肛提肌下	1
	肛提肌上	2
T2WI 图像上高信号	无	0
	中等	4
	明显	8
脓腔(直径大于 3 mm)	无	0
	有	4
直肠壁累及	正常	0
	增厚	2

通常,推荐一所医院内的肛肠科、内科及放射科医师只使用一种分型标准,包括日常诊治、手术记录和放射科诊断报告。

3. MRI 的有效阅片方法

MRI 检查肛周的每个序列对肛瘘的阅片都有用途,因此根据每个序列所观察的要点分别仔细翻阅图像有利于快速、有效地对肛瘘做出诊断描述。

使用的第一个序列是 T2WI 抑脂斜横断位,该序列上可以发现高信号的炎性瘘管。一旦瘘管被诊断,就需沿着肛管和直肠寻找内口,并对内口进行描述(截石位)。

无抑脂的 T2WI 序列用于观察瘘管与括约肌复合体和肛提肌的关系。该序列还有利于发现瘘管分支。分支与主瘘管影像学表现相同。如发现分支,需详细描述分支形态、走行和自主瘘管发出的位置,同时还需观察分支是否与肛管或直肠壁相通,即有无确切内口形成。有时,瘘管内气体充盈,于 T1WI 和 T2WI 图像上为低信号。

最后为 T1WI 抑脂增强序列。该序列上可以观察脓腔情况,且可将需引流的脓腔和引流后的脓腔区分开来,后者腔内可见气体影。粗大的瘘管由于管腔里充满肉芽组织增强后可见明显均匀强化。有时,强化的血管容易和瘘管混淆,此时需仔细甄别以避免误诊。

值得注意的是克罗恩病肛瘘具有一定特征性。如瘘管位置较高,病变复杂,可有多个分支。其脓肿可位于括约肌间(马蹄形脓肿),可位于坐骨肛门窝或括约肌上,也可位于会阴部。其皮下特征为肛周、会阴(阴唇、阴囊)、臀部、腹股沟,甚至下腹部的皮下的软组织感染,可以与肠道连续或独立于肠道之外,病变处皮肤增厚、软组织肿胀、增强后强化。如果碰到 CD 患者,需要仔细观察肛管和直肠、会阴部区域,判断有无直肠-阴道瘘或肛管-阴道瘘形成,尤其是瘘管为等信号和低信号时。如果体部线圈横断位图像上没有发现直肠-阴道瘘,可能需要进一步使用信噪比和分辨率更高的直肠肛管内置线圈。

4. MRI 在复杂性肛瘘诊治中的价值

麻醉下辨别和对复杂性肛瘘进行分类比较困难,尤其是肛周感染非常严重或反复发作的慢性肛瘘合并纤维化的患者。如果术中遗漏隐匿分支,往往会造成手术失败及复发率增加。这些隐匿分支通过 MRI 大部分都能显示出来。因此,对肛瘘愈合的判断,MRI 检查甚至更优于外科术中所见。

MRI 对肛瘘和肛周脓肿的外科判断极具价值,尤其是复杂性肛瘘,可作为肛瘘诊断和随访的"金标准"。

第二节　肛瘘的经直肠腔内超声检查和诊断

近几十年来,超声医学在医学诊断技术领域发展迅速,超声具有安全无创、操作简单、成本低廉、可重复检查等优点。肛管腔内超声检查是近年来肛肠检查的新技术,能清晰地显示肛管壁的各层机构,以及肛管周围复杂的解剖结构,特别对肛周脓肿、肛瘘的诊断有重要的参考价值。尤其是高位复杂性肛瘘,肛管腔内超声可以明确其内口、瘘管走形及支管的分布,为临床提供重要依据。

一、仪器

肛管直肠的超声检查多采用高分辨率的超声诊断仪,肛周臀部体表检查可用高频线阵体表探头,肛管腔内检查需要用到高频线阵、环阵双平面直肠腔内探头。

二、直肠腔内超声检查适应证及禁忌证

(一)适应证

直肠周围脓肿、肛瘘及其他感染性疾病;直肠指检发现直肠肿块;直肠肿瘤的术前超声分期;肛门坠胀,肛门及会阴部疼痛;前列腺、精囊腺病变。

(二)禁忌证

肛管、直肠狭窄;直肠或乙状结肠内异物未取出;孕妇与月经期谨慎选择腔内超声;精神异常患者与不配合者;严重心肺疾病与功能不全,如严重的高血压、心律失常、冠心病、脑供血不足,包括心肌梗死的急性期及高血压的不稳定期;疼痛剧烈,不能耐受腔内检查患者。

三、检查前准备

1. 患者准备
检查前排空大小便,一般无须灌肠。
2. 检查体位
左侧卧位:是直肠腔内超声检查的常规体位。患者侧卧于检查床上,双腿屈髋屈膝,双膝尽量靠近胸部,充分暴露臀部。膀胱截石位:患者仰卧于专用检查台上,双腿放在腿架上,屈髋,双下肢稍外展。
3. 探头准备
选择好探头,探头表面涂适量耦合剂,用薄膜乳胶套(或避孕套)覆盖探头,排空探头与避孕套之间的空气。
4. 检查流程
检查前向患者做好解释工作,消除患者紧张情绪;了解患者病情,检查医生也可做直肠指检,了解病变部位、范围、有无肿块、出血、狭窄、触痛等情况。患者左侧卧位,双腿屈髋屈膝,充分暴露臀部及肛门,以耦合剂作为润滑剂,将探头缓缓插入肛门,插入时嘱咐患者张开大口吸气,以降低腹肌紧张并放松肛门。插入时首先将探头方向指向脐部,进入肛门并通过肛管后,再将探头方向指向骶骨岬,顺利到达直肠壶腹部后再略指向脐部,插入时可边旋转探头边观察,向前推进,直到适宜的深度,顺时针或逆时针方向转动探头,而获得各个切面的图像。
探头插入过程中如遇到较大的阻力,切勿强行进入,应调整探头方向再缓慢深入,如阻力较大无法进入,可用退出探头终止检查,以免引起医源性损伤导致穿孔或大出血等。如使用双平面探头,可根据需要交替使用线阵平面与扇形环阵平面检查。

肛瘘的中西医结合治疗

四、正常声像图

1. 正常肛管直肠声像图

直肠壁声像图呈五层结构(图2-5-12),由两条低回声带及三条强回声带组成,直肠腔由内向外依次为：① 水囊层,呈强回声;② 黏膜层,呈低回声;③ 黏膜下层,呈强回声;④ 固有肌层,呈低回声;⑤ 直肠浆膜或直肠周围脂肪组织,呈强回声。

2. 内括约肌的声像图

内括约肌属平滑肌,是直肠环肌层的延续,超声声像图呈均匀性低回声带(图2-5-13)。

3. 外括约肌的声像图

外括约肌属横纹肌,解剖结构较为复杂且存在争议,普遍接受的观点是外括约肌分皮下、浅、深三部,从超声图像上难以区分三部之间的界限,外括约肌声像图呈较高回声带(图2-5-14)。

4. 耻骨直肠肌的声像图

在肛提肌平面耻骨直肠肌呈较高回声带。

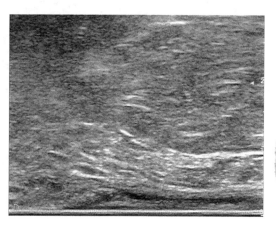

图2-5-12　直肠壁五层结构

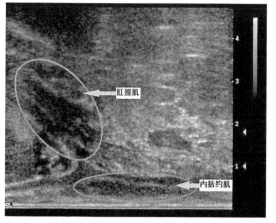

图2-5-13　肛提肌及内括约肌

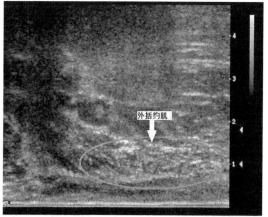

图2-5-14　外括约肌

五、肛瘘

肛瘘超声图像表现：瘘管纵切面呈条索状低回声,横断面呈圆形或伴有圆形,边缘比较清晰,部分瘘管内可见气体强回声。瘘管早期瘘管腔隙伴有脓液时呈囊性,声像图可表现为无回声,晚期瘘管呈低回声与高回声混合存在的不均质光团,边缘模糊。向内追溯低回声带可发现其内口,即肛管或直肠黏膜的缺损处,变现为黏膜的连续性中断或局部隆起或凹陷,向外追溯低回声带可见于皮肤侧的外口;主瘘管呈条带状低回声,在主瘘管周围可形成分支。CDFI 显示急性期瘘管病变区彩色血流信号增强(图 2-5-15、图 2-5-16)。

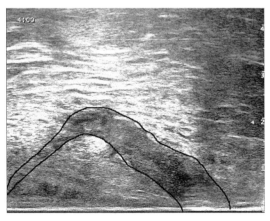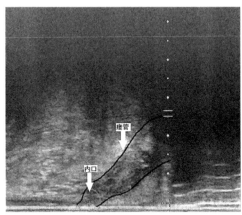

图 2-5-15　肛瘘　　　　　　　　　图 2-5-16　肛瘘内口

1. 括约肌间瘘

此瘘是最常见的一种类型,多为肛周脓肿的后果。内口位于齿线附近,瘘管只穿过内括约肌,在内外括约肌之间走行,最后开口于肛门周围皮肤(图 2-5-17)。

2. 经括约肌瘘

此瘘的瘘管穿过内括约肌,并在外括约肌的浅部和深部之间向肛门周围皮肤上穿出(图 2-5-18)。

3. 括约肌上瘘

此瘘为高位肛瘘,肛瘘穿破内括约肌后向上蔓延,到达外括约肌上方,最后穿破肛提肌,在肛门周围远处皮肤上穿出(图 2-5-19)。

4. 括约肌外瘘

此瘘较少见,内口不在齿线附近,而在齿线上方的直肠壁,瘘管在内外括约肌外方肛提肌而下,开口于肛门周围远处皮肤上(图 2-5-20)。

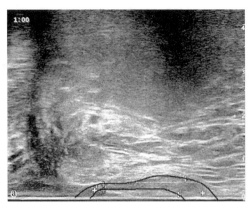

图 2-5-17　括约肌间瘘

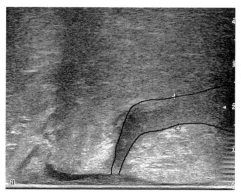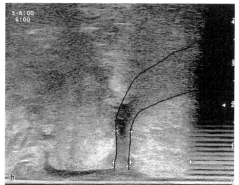

图 2 - 5 - 18　经括约肌瘘

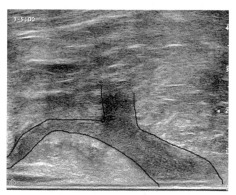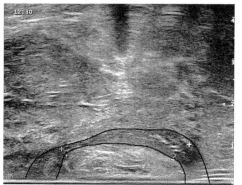

图 2 - 5 - 19　括约肌上瘘　　　　　图 2 - 5 - 20　括约肌外瘘

六、肛周脓肿

超声图像表现:① 脓肿形成前期:病灶范围呈较局限的低回声区,内部回声均匀或不均匀,边界与周围组织欠清晰,CDFI 显示低回声区内部及周边血流信号丰富;② 脓肿形成期:大小不等、形状各异的低回声或混合回声区,壁厚,中心呈无回声区,无回声区内见点状或斑片状高回声区,加压探头有流动感,CDFI 显示边缘见条状血流信号(图 2 - 5 - 21)。

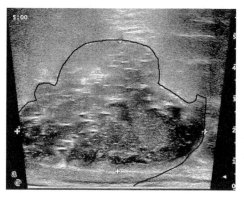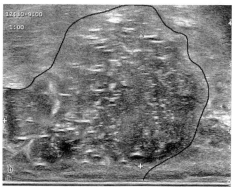

图 2 - 5 - 21　肛周脓肿

七、超声引导下介入治疗

超声介入技术是随着医学技术的发展,新兴的一种最新的疾病诊断治疗方法。超声介入技术作为现代超声医学的一个分支,是 1983 年在哥本哈根召开的世界介入性超声学术会议上被正式确定的。它是在超声显像基础上为进一步满足临床诊断和治疗的需要而发展起来的一门新技术。经直肠超声引导下的介入治疗的优点:① 在实时超声监视下穿刺,准确得确定穿刺部位、进针方向和角度,以及深度,可提高准确性;② 损伤小,合并症少,相对较安全;③ 操作简便迅速,费用较低,可反复性操作,使用价值高;④ 超声设备便于移动,必要时可进行床边操作。经直肠超声引导下介入检查方法是患者取左侧卧位,直肠腔内超声或高频超声显示脓肿的位置、大小、部位、距体表的距离,以及脓肿的液化程度后定位,穿刺点常规消毒,局部麻醉,在超声引导下进行穿刺。在超声实时监测下穿刺针进入脓腔后,拔出针芯,抽取脓液送细菌培养和药敏试验,随后用生理盐水反复冲洗后,保留 5 mL 生理盐水,留置套管,内固定,体表包扎固定(图 2-5-22~图 2-5-25)。

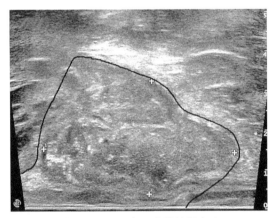

图 2-5-22　介入术前脓肿大小

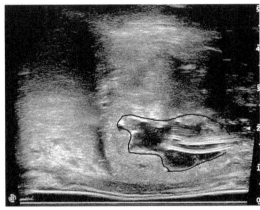

图 2-5-23　介入术中脓肿有所缩小

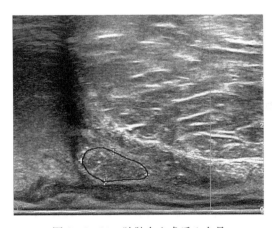

图 2-5-24　脓肿介入术后 1 个月

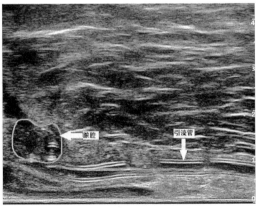

图 2-5-25　介入术后 1 个月所视引流管

第三节 肛瘘相关炎症性肠病的
内镜诊断及鉴别诊断

炎症性肠病(inflammatory bowel disease,IBD)是病因不明的慢性肠道炎症性疾病,包括 UC 和 CD。

一、UC

(一) 诊断标准

UC 缺乏诊断的"金标准",主要结合临床表现、内镜和病理组织学进行综合分析,在排除感染性和非感染性结肠炎的基础上做出诊断。

1. 临床表现

UC 最常发生于青壮年期,根据我国统计资料,发病高峰年龄为 20～49 岁,男女性别差异不大。临床表现为持续或反复发作的腹泻、黏液脓血便伴腹痛、里急后重和不同程度的全身症状,病程多在 4～6 周以上。黏液血便是 UC 的最常见症状,但也有包括皮肤黏膜表现、关节损害、眼部病变、肝胆疾病、血栓栓塞性疾病等肠外表现,超过 6 周的腹泻病程可与多数感染性肠炎鉴别。

2. 内镜检查

(1) 结肠镜检查:电子结肠镜在 UC 的诊断中占有重要的地位,应用结肠镜做全结肠和回肠末段检查,并取活组织检查,可确定病变的范围和评价其严重程度。

1) UC 结肠镜诊断标准:我国炎症性肠病诊断与治疗的共识意见(2012 年·广州)提出结肠镜下 UC 病变多从直肠开始,呈连续性、弥漫性分布,表现:① 黏膜血管纹理模糊、紊乱或消失、充血、水肿、质脆、自发或接触出血和脓性分泌物附着,亦常见黏膜粗糙,呈细颗粒状;② 病变明显处可见弥漫性、多发性糜烂或溃疡;③ 可见结肠袋变浅、变钝或消失,以及假息肉和桥黏膜等。

2) UC 分期及结肠镜下严重程度分级:UC 病情分为活动期和缓解期,活动期的疾病严重程度分轻、中、重度。

活动期:受累的同一肠段弥漫性的炎症,呈现几乎均匀一致的改变。开始主要是黏膜面充血、发红,水肿,血管纹理紊乱、模糊和消失,半月襞增厚,肠腔形态不变,但常呈痉挛状态。以后黏膜变得粗糙,出现大小较一致,弥漫分布的细颗粒,类似于受潮的砂纸,组织变脆,有自然出血或接触出血。腔内有黏液血性分泌物。进一步发展,黏膜面出现糜烂,伴许多数在分布的黄色小斑,系隐窝由脓肿形成,脓性分泌物购于腺管开口之故。如拭去黄色斑点可见小溃疡,溃疡都是较小而表浅,形态不规则,针尖样、线形或斑块状。排列不规律,围绕肠管纵轴和横轴相互交错。周围黏膜也有明显充血、糜烂等炎性反应,表面附着黄色或绿色的黏液脓性分泌物,几乎无正常残存黏膜可见,类似于地图样。随着病情的发展,可见圆形深溃疡或不规则地图状深溃疡,常伴有大出血。

活动期的疾病活动度的判断采用改良的 Truelove 分类标准(表 2-5-4),易于掌握、临床实用。

表 2-5-4　内镜下活动度 Truelove 分级

分　级	描　述
Ⅰ级	接触出血,伴黏膜充血水肿,有黏液或脓性分泌物附着
Ⅱ级	黏膜变脆更明显,点状出血,因隐窝脓肿表面有黄色或绿色脓性液,拭除后可见表浅的小溃疡
Ⅲ级	黏膜水肿更明显,伴黏液,以及血性渗出,溃疡变得大和深

缓解期:主要由黏膜萎缩和炎症性假息肉混合组成内镜像。

临床上是单次发作型,程度较轻者,炎症消退后充血、水肿逐渐消失,溃疡缩小呈细线状或愈合消失,渗出物吸收。因为 UC 的病理改变较浅,一般不超过黏膜下层,所以不形成纤维化和瘢痕,可完全恢复正常。

如临床上呈现慢性持续型或复发缓解型者,黏膜出现萎缩性改变,色彩变得苍白;缓解初期血管纹理紊乱和浑浊,缓解期时黏膜下血管纹透见恢复正常,呈荒废的树枝状(彩图 9)或网膜状改变,局部见形似血管瘤样的血管增生;黏膜正常光泽丧失,显得干燥;深溃疡,可出现黏膜皱褶变形、假憩室形成(彩图 10),这是由于溃疡反复发作向下掘进,而边缘上皮增生,在溃疡上相对愈合连接,形成两端与黏膜面相连,中间悬空的桥状形态(彩图 11),意义与假息肉相似,分布可稀疏或呈密集,表面发红或褪色(彩图 12)。黏膜桥并非 UC 所特有,凡可引起结肠黏膜溃疡的炎症性疾病均可发生。有的残存黏膜小岛,因上皮和少量纤维组织增生可形成假息肉(彩图 13)。假息肉形态特点:一般体积均小于 0.5 cm,无蒂。UC 反复发作严重者,晚期尚可出现肠段缩短,结肠袋消失,肠腔狭窄(彩图 14),黏膜面粗糙呈虫咬样,形成 X 线上所谓铅管样结肠。结肠镜插入时,可无任何明显弯曲,用很短长度,很快速度,即可插至回盲部。

3) UC 结肠镜下愈合的判断:UC 愈合大约伴随有 70% 以上的内镜下愈合。内镜下判断 UC 愈合的依据主要是根据有无溃疡、黏膜易脆、颗粒状病变消失;在病变完全缓解期,由于慢性炎症仍可残留炎性息肉或黏膜红斑和血管纹理紊乱。内镜下对 UC 愈合的判断与病变活动性有良好的相关性,但与组织学的活动性并不完全一致。

(2) 超声肠镜检查

1) UC 超声内镜下表现及应用:UC 的炎症区域表现为低回声改变,各层结构对比是判断炎症浸润深度。第二层结构增厚,表示炎症局限在黏膜内;低回声到达黏膜下层,第一至三层界限不清楚,提示炎症侵及黏膜下层;第四层低回声改变,第一至四层界限不清楚,说明炎症波及固有肌层。炎症侵犯何层的判断,对治疗后判断炎症改善还是恶化,是否继续内科药物治疗,还是决定紧急外科手术治疗的重要参考依据。

首次发作型:治疗前,内镜下血管纹透见消失,弥漫性糜烂,轻度自然出血,超声可见各层界限清楚,第二层组织增厚,其他层轻度增厚。治疗后,内镜下仅见糜烂或出血,黏膜下血管纹透见,超声见第二层增厚消失,其他各层结构正常。

慢性持续型:治疗前,内镜下血管纹透见完全消失,自然出血或地图状溃疡形成,超声示肠壁第一至三层组织增厚,该层界限不清楚,部分第三层缺损,说明溃疡侵犯黏膜下层,炎症抵达黏膜下层深部。治疗后,内镜表现为溃疡变深,有范围较广的愈合倾向;超声见缺损处较深已抵达第三层的深层,肠壁变薄,如果继续发展,是紧急手术治疗的适应证。

2) UC超声内镜下鉴别诊断:UC与CD在结肠镜具备诊断原则,而没有超声肠镜的诊断原则。

事实上,超声内镜可用于判断UC的程度,以及判断CD肠壁内的炎症状态。由于UC和CD之间的差异不同,形成了肠壁内组织炎症程度也不同,如UC主要表现在黏膜层,连续垂直方向改变。CD主要表现在黏膜下层改变(表2-5-5)。

表2-5-5　UC与CD超声肠镜下鉴别诊断

	UC	CD
溃　疡	炎症侵及黏膜层与黏膜下层较浅处;重度炎症时,炎症才侵及到黏膜下层	炎症侵及黏膜层与固有肌层
炎　症	重度炎症时黏膜层呈连续垂直方向改变	黏膜下层为主体改变
肠壁厚度	重度范围不断扩大,暴发性可见肠壁组织变薄	黏膜下层炎症明显,肌层伴有不规则肥厚

3. 黏膜活检组织学检查

建议多段、多点活检。组织学可见以下主要改变。

活动期:① 固有膜内弥漫性急、慢性炎细胞浸润,包括中性粒细胞、淋巴细胞、浆细胞和嗜酸粒细胞等,尤其是上皮细胞间中性粒细胞浸润及隐窝炎,乃至隐窝脓肿;② 隐窝结构的改变,隐窝大小、形态不规则,排列紊乱,杯状细胞减少等;③ 可见黏膜表面糜烂,浅溃疡形成和肉芽组织增生。

缓解期:① 黏膜糜烂或溃疡愈合;② 固有膜内中性粒细胞浸润减少或消失,慢性炎性细胞浸润减少;③ 隐窝结构改变可加重,如隐窝减少、萎缩,可见潘氏细胞化生(结肠脾曲以远)。

UC活检标本的病理诊断标准:活检病变符合上述活动期或缓解期改变,结合临床可报告符合UC病理改变。病理诊断上应注明为活动期或缓解期。如有隐窝上皮异型增生(上皮内瘤变)或癌变,也应予注明。

(二) 鉴别诊断

1. 急性感染性肠炎

此病具有各种细菌感染如志贺菌、空肠弯曲菌、沙门菌、产气单孢菌、大肠杆菌、耶尔森菌等。常有流行病学特点(如不洁食物史或疫区接触史)、急性起病常伴有发热和腹痛,具自限性;抗菌药物治疗有效;粪便检出病原体可确诊。

2. 阿米巴肠病

此病具有流行病学特征,果酱样大便,结肠镜下溃疡较深、边缘潜行,间以外观正常黏膜,确诊有赖于粪便或组织中找到病原体,非流行区患者血清抗阿米巴抗体阳性有助诊断。高度疑诊病例抗阿米巴治疗有效。

3. 肠道血吸虫病

此病具有疫水接触史,常有肝、脾肿大。确诊有赖粪便检查见血吸虫卵或孵化毛蚴阳性;急性期肠镜可见直肠、乙状结肠黏膜黄褐色颗粒,活检黏膜压片或组织病理学可见血吸虫卵。免疫学检查有助鉴别。

4. 其他

肠结核、真菌性肠炎、抗生素相关性肠炎(包括假膜性肠炎)、缺血性结肠炎、放射性肠炎、嗜酸粒细胞性肠炎、过敏性紫癜、胶原性结肠炎、Behcet 综合征、结肠息肉病、结肠憩室炎,以及人类免疫缺陷病毒(HIV)感染合并的结肠病变应与本病鉴别。还要注意,结肠镜检查发现的直肠轻度炎性改变,如不符合 UC 的其他诊断要点,常为非特异性,应认真寻找病因,观察病情变化。

5. UC 合并艰难梭菌或巨细胞病毒(cytomegalovirus,CMV)感染

重度 UC 或在免疫抑制剂维持治疗病情处于缓解期患者出现难以解释的症状恶化时,应考虑到合并艰难梭菌或 CMV 感染的可能。确诊艰难梭菌感染行粪便艰难梭菌毒素试验(酶联免疫法测定毒素 A 和毒素 B)。确诊 CMV 感染可行肠镜下活检 HE 染色找巨细胞包涵体及免疫组化染色,以及血 CMV - DNA 定量。

6. UC 与 CD 鉴别

详见 CD 鉴别诊断部分。

二、CD

(一) 诊断标准

CD 缺乏诊断的"金标准",诊断需要结合临床表现、内镜、影像学和病理组织学进行综合分析并随访观察。WHO 曾提出 6 个诊断要点的 CD 诊断标准(表 2 - 5 - 6),该标准最近再次被世界胃肠病学组织推荐,可供参考。

表 2 - 5 - 6 WHO 推荐的 CD 诊断要点

项　　目	临床表现	X 线表现	内镜表现	活　检	切除标本
① 非连续性或节段性病变		+	+		+
② 铺路石样表现或纵形溃疡		+	+		+
③ 全壁性炎症病变	+ (腹块)	+	+ (狭窄)[a]	(狭窄)	
④ 非干酪性肉芽肿				+	+
⑤ 裂沟、瘘管	+	+	+		
⑥ 肛门部病变	+		+		

具有①、②、③者为疑诊;再加上④、⑤、⑥三者之一可确诊;具备第④项者,只要加上①、②、③三者之二亦可确诊。
a 表示应用现代技术 CTE 或 MRE 检查多可清楚显示全壁炎而不必仅局限于发现狭窄

1. 临床表现

CD 最常发生于青年期,根据我国统计资料,发病高峰年龄为 18～35 岁,男性略多于女性(男女比约为 1.5:1)。临床表现呈多样化,包括消化道表现、全身性表现、肠外表现及并

发症。消化道表现主要有腹泻和腹痛,可有血便;全身性表现主要有体重减轻、发热、食欲不振、疲劳、贫血等,青少年患者可见生长、发育迟缓;肠外表现与 UC 相似(详见 UC 诊断部分);并发症常见的有瘘管、腹腔脓肿、肠狭窄和梗阻、肛周病变(肛周脓肿、肛周瘘管、皮赘、肛裂等),较少见的有消化道大出血、急性穿孔,病程长者可发生癌变。腹泻、腹痛、体重减轻是 CD 的常见症状,如有这些症状出现,特别是年轻患者,要考虑本病的可能,如伴肠外表现和(或)肛周病变高度疑为本病。肛周脓肿和肛周瘘管可为少部分 CD 患者的首诊表现,应予注意。

2. 内镜检查

(1) 结肠镜检查

1) CD 结肠镜诊断标准:2012 年广州会议 CD 的结肠镜诊断要点为结肠镜检查和活检应列为 CD 诊断的常规首选检查,镜检应达末段回肠。镜下一般表现为节段性、非对称性的各种黏膜炎性反应,其中具特征性的内镜表现为非连续性病变、纵行溃疡和卵石样外观。必须强调,无论结肠镜检查结果如何(确诊 CD 或疑诊 CD),均需选择有关检查明确小肠和上消化道的累及情况,以便为诊断提供更多证据及对疾病进行评估。

2) 结肠镜下表现:CD 的最大特点是病变节段性分布、肛周病变和卵石征。内镜下早期可见针尖大小红斑,以后发展成阿弗他溃疡,散在分布,相间的黏膜可正常。随着病变的进展,小溃疡可变深大,呈匐行性或裂隙样,相互隔合,并沿肠管纵轴分布,形成纵行或裂隙溃疡。溃疡是 CD 内镜下的主要特征。溃疡纵横交错及黏膜下水肿可形成铺路卵石样表现。晚期肠壁纤维化常引起肠腔狭窄、炎性息肉、假性憩室。内镜下另一特征是肠瘘和肛周病变。内镜观察末端回肠,对于 CD 诊断是十分重要的。

A. 阿弗他溃疡(aphthoid):指直径 2~3 mm 类圆形浅凹陷和周围分散发红称口疮样溃疡。口疮样溃疡是 CD 的早期表现,该期结节病样肉芽肿检出率最高。口疮样溃疡分为散在型、密集型、纵型、环型、纵形散在型和纵形铺路石型。

散在型:早期表现为黏膜表面可见白色、表浅、针尖样或小圆形溃疡,周围多数有发红的充血轮环绕,散在分布,排列无规律,相间的黏膜正常(彩图 15)。

密集型:在散在型的基础上,黏膜水肿,在横行皱褶表面可见密集散在口疮样小溃疡,表面点状浅凹陷,周围稍隆起水肿黏膜,延横行皱褶方向排列(彩图 16)。

纵型:随着病变的进一步发展,溃疡变得较大而深,呈圆形或卵圆形,表面覆盖白苔,边界清楚,周围黏膜有轻度炎性反应或正常,仍可有小的阿弗他溃疡存在,纵形排列(彩图 17)。

环型:肠腔见多发性口疮样小溃疡,呈环状分布,周围发红明显,有纵形排列趋势(彩图 18)。

B. 纵形溃疡(longitudinal ulcer):指延肠腔长轴方向溃疡称纵形溃疡。纵形溃疡是主要诊断依据之一,一般纵形溃疡常伴有铺路石,铺路石与纵形溃疡之间并行排。纵形溃疡分为单发纵形溃疡、多发纵形溃疡、铺路石伴多发纵形溃疡和不规则溃疡。

单发纵形溃疡:多见于早期形态改变,与口疮样溃疡和小溃疡之间相互融合有关,常呈线状单发纵形排列,边缘尚规则(彩图 19)。

多发纵形溃疡:多发性溃疡呈纵形排列,溃疡之间黏膜较平坦,周围伴有口疮样溃疡(彩图 20)。

铺路石伴纵形溃疡:铺路石之间凹陷处见多发性纵形溃疡,纵形溃疡横经狭窄或较宽,质硬(彩图 21)。

不规则溃疡：单发或多发溃疡，呈深掘式凹陷，边缘锐利，覆薄白苔或无苔，有时可见凹陷中央颗粒或小结节状改变，表面发红，周围皱襞集中或形似Ⅲ型早期胃癌(彩图22)。

C. 铺路石(cobblestone)：又称卵石征或鹅卵石，指大鹅卵石与周围小鹅卵石之间相互连接的卵石步行路称铺路石。密集的隆起表面平坦，典型隆起呈广基半球状改变；或类似蚓状(worm-like)和丝状(filiform)炎症性息肉病样改变，局部见密集铺路石。形成一个纵横交错的深凹溃疡和裂沟，将残存黏膜分割成许多小块。而这些小块黏膜由于黏膜下层的纤维化，淋巴管扩张，水肿呈结节状隆起，表面黏膜无或轻度炎症，因此它有别于假息肉。内镜下隆起低平，顶面较圆钝，侧面观察呈半球形，周围有溃疡包绕，呈现大小不等的结节，类似于"铺卵石路面"(彩图23)。

D. 假性息肉：与卵石征的结节形态稍有不同。隆起较高，峻急，顶面较尖锐(彩图24)。数目较UC少，分布散在，可混杂在溃疡边缘或卵石征中。当溃疡愈合后可出现溃疡瘢痕或黏膜桥形成。

E. 狭窄：晚期肠壁广泛纤维化引起狭窄，但有别于UC。肠腔狭窄多呈环形状改变，狭窄口周围黏膜溃疡形成(彩图25)。而多发性，节段性分布，长管状很少见。因此疑诊CD，在大肠镜检查时有肠管狭窄，应该尽可能通过狭窄段，必要时用细镜检查，以观察狭窄的近端结肠，有无多发性、跳跃病灶存在；如大肠镜不能通过狭窄口时，可实施水囊扩张后再将大肠镜插入。主要观察受累狭窄肠段，肠腔变形，结肠袋和半月襞消失，如累及回盲部，使回盲瓣失去正常形态。

F. 其他：早期类似于UC，黏膜有弥漫性糜烂、出血、浅溃疡。但程度较轻，脓性分泌物较少，脆性不增加，接触出血不明显，有正常黏膜残存。少数并发肠瘘者可见瘘管开口，如直肠深溃疡基底部见类圆形孔，该孔与肛周成瘘管(彩图26)。

3) 结肠镜下活动度判断：内镜下CD严重度可简单分成三级。① 轻度：局部或多处红斑，脆性增加，无上皮损伤；② 中度：阿弗他溃疡或表浅小溃疡；③ 重度：大溃疡或多处溃疡，有肠腔狭窄、瘘管、大出血并发症。与UC相比常规肠镜诊断CD的价值较小，研究显示常规肠镜对于UC的确诊率为94%～97%，而CD则为40%～77%。而且由于病变较深，活检不易取到典型病灶，故活检阴性也不能排除CD。

4) 结肠镜下鉴别诊断

A. 阿弗他溃疡：阿弗他溃疡必须与其他弥漫性炎症性疾病(轻度)的治愈期相鉴别，CD的主要特点是口疮样溃疡呈纵形排列、肠结核呈轮状排列、阿米巴痢疾和耶尔森等呈不规则排列(表2-5-7)。

表2-5-7 阿弗他溃疡鉴别

疾 病	分 布	密 度	配 列	周 围
CD	特定	高	纵形	分散
肠结核	盲肠	低	轮状	分散
阿米巴痢疾	直肠	低～高	不规则	发红轮
耶尔森菌	盲肠	低～中	不规则	发红轮
淋巴滤泡增多症	降结肠	高	(淋巴滤泡)	发红轮

注：其他疾病如沙门氏菌肠炎、贝切特病、弯曲杆菌肠炎和抗生素相关性肠炎。

B. 纵形溃疡：肠管大小纵形溃疡与血管分布或淋巴组织分布排列有着密切联系。其中CD 的纵形溃疡长度与缺血性大肠炎鉴别比较困难。一般来讲，纵形溃疡长而浅，覆薄白苔的多见于 CD；纵形溃疡长而深，多见于缺血性大肠炎。如果纵形溃疡伴有口疮样、铺路石隆起是 CD 的特征性形态改变。另外，尽管纵形溃疡在许多病变中均有存在，但 CD 的病变部位和纵形溃疡的排列数与其他病变之间有着明显差别。

CD 与 UC 内镜下鉴别，见表 2-5-8。

表 2-5-8　UC 与 CD 的内镜形态鉴别

		UC	CD
病变分布	好发部位	左侧结肠	右侧结肠
	直肠累及	95%	50%
	回肠末端	极少（倒灌性回肠炎）	常见
	沿肠纵轴	连续	跳跃，节段或区域性
	沿肠横轴	全周，对称	偏心，不对称
黏膜形态	炎　　症	严重，无正常黏膜残存	轻，有正常黏膜残存
	脆　　性	增加	不增加
	脓性分泌	多见	少见
	溃疡形态	不规则	阿费他形、圆形、卵圆形
	深　　度	浅	深
	表　　面	脓性苔	白苔
	分　　布	不规则	纵形分布
	周围黏膜	充血、糜烂	正常
	假 息 肉	多见	少见
	卵 石 征	无	多见
肠管形态		早期痉挛，晚期长管形狭窄，呈铅管样	早期正常，晚期呈多发性跳跃环行狭窄

3. 小肠胶囊内镜（SBCE）检查

胶囊内镜是一直接显示小肠病变的新方法，为小肠 IBD 的诊断提供了有力的技术手段，早期研究表明在确立 CD 的诊断和评估病变范围方面，胶囊内镜是一种比全消化道钡餐、CT 肠造影法更高级和更敏感的检查手段，但其缺点是不能获得组织学标本，胶囊内镜的禁忌证包括胃肠道梗阻、狭窄或瘘管形成、起搏器或其他植入性电子设备及吞咽困难者。

4. 小肠镜检查

目前我国常用的是气囊辅助式小肠镜（BAE）。该检查可在直视下观察病变、取活检组织及进行内镜下治疗，属侵入性检查，有一定并发症的风险。主要适用于其他检查发现小肠病变或尽管上述检查阴性而临床高度怀疑小肠病变需进行确认及鉴别者；或已确诊 CD 需要 BAE 检查以指导或进行治疗者。小肠镜下 CD 病变特征与结肠镜所见相同。

5. 超声肠镜

超声内镜在 IBD 的鉴别诊断中有重要的意义。UC 与 CD 所累及的肠壁深度是不同的，因此根据炎症或溃疡所涉及的深度与范围，高分辨率的超声内镜可以区分 UC 与 CD。同时，超声内镜可有助于发现腹腔内肿块或脓肿等。此外，超声内镜评估 CD 直肠及肛门周围的合并症,已被证明优于瘘管造影术、CT 和 MRI 检查,可为外科治疗提供精确的解剖信息。

A. 铺路石:大肠镜下可见大小不等鹅卵石改变(彩图 27)。超声显示黏膜下层与肌层结构明显增厚,隆起部分相当于黏膜下层的增厚处,最薄的黏膜下层厚于正常的黏膜下层。增厚的内部见较均匀的高回声,并伴有少量低回声(彩图 28)。

B. 假息肉:大肠镜下见散在多发小隆起(山田Ⅱ～Ⅲ),表面光滑,隆起部分较低平,隆起之间未见溃疡(彩图 29)。超声显示全层结构比活动期厚,而黏膜下层轻度增厚,最薄的黏膜下层接近于正常。有时黏膜层与黏膜下层之间的结构比较混乱,难以清晰的显示(彩图 30)。

C. 圆形溃疡:大肠镜下可见长椭圆形凹陷,覆白苔,边缘清楚(彩图 31)。超声显示肠壁各层组织结构清楚,无明显黏膜层、黏膜下层和肌层增厚,黏膜层见局限性溃疡缺损(彩图 32)。

D. 狭窄:大肠镜下见肠腔环状狭窄,大肠镜无法通过或通过困难。超声显示黏膜下层明显增厚于肌层。为了进一步观察狭窄远端有否变,采用水囊扩张术。经气囊扩张后,大肠镜能容易地通过扩张后的狭窄段;扩张治疗后,短期内黏膜下层增厚明显改善,肌层厚度略比黏膜下层厚。

6. 胃镜检查

少部分 CD 病变可累及食管、胃和十二指肠,但一般很少单独累及。原则上胃镜检查应列为 CD 的常规检查,尤其是有上消化道症状者。

(二) 鉴别诊断

1. 肠结核

与 CD 鉴别最困难的疾病是肠结核。回肠结肠型 CD 与肠结核的鉴别常比较困难,活检发现干酪样坏死性肉芽肿为肠结核诊断的特异性指标。

活检组织结核杆菌 DNA 检测阳性有助肠结核诊断,T - SPOT 阴性有助于排除肠结核。小肠检查如见回肠结肠病变与近段小肠(末段回肠以近)病变特别是多节段病变共存,倾向 CD 诊断。

鉴别仍有困难者,予以诊断性抗结核治疗,2～3 个月后肠镜复查病变痊愈或明显好转,可做出肠结核的临床诊断。

2. UC

根据临床表现、内镜和病理组织学特征不难鉴别(表 2 - 5 - 9)。

表 2 - 5 - 9 UC 与 CD 的鉴别

项　　目	UC	CD
症　　状	脓血便多见	有腹泻但脓血便较少见
病变分布	病变连续	呈节段性
直肠受累	绝大多数受累	少见
肠腔狭窄	少见,中心性	多见,偏心性
内镜表现	溃疡浅,黏膜弥漫性充血水肿、颗粒状、脆性增加	纵行溃疡、卵石样外观,病变间黏膜外观正常(非弥漫性)
活检特征	固有膜全层弥漫性炎性反应、隐窝脓肿、隐窝结构明显异常、杯状细胞减少	裂隙状溃疡、非干酪性肉芽肿、黏膜下层淋巴细胞聚集

3. 其他

肠道 Behcet 综合征系统表现不典型者鉴别亦比较困难。其他需要鉴别的疾病还有感染性肠炎（如 HIV 相关肠炎、血吸虫病、阿米巴肠病、耶尔森菌、空肠弯曲菌、艰难梭菌、CMV 等感染）、缺血性结肠炎、放射性肠炎、药物性（如 NSAIDs）肠病、嗜酸粒细胞性肠炎、以肠道病变为突出表现的多种风湿性疾病（如系统性红斑狼疮、原发性血管炎等）、肠道恶性淋巴瘤、憩室炎、转流性肠炎等。

参 考 文 献

[1] Sheedy S P, Bruining D H, Dozois E J, et al. MR imaging of perianal crohn disease. Radiology, 2017, 282(3): 628-645.

[2] Zhan S, Yang S, Lin J, et al. Use of a balloon rectal catheter in magnetic resonance imaging of complex anal fistula to improve detection of internal openings. J Comput Assist Tomogr, 2016, 40(4): 543-550.

[3] Halligan S, Stoker J. Imaging of fistula in ano. Radiology, 2006, 239(1): 18-33.

[4] Parks A G, Gordon P H, Hardcastle J D. A classification of fistula-in-ano. Br J Surg, 1976, 63(1): 1-12.

[5] Morris J, Spencer J A, Ambrose N S. MR imaging classification of perianal fistulas and its implications for patient management. Radio Graphics, 2000, 20(3): 623-635, discussion 635-637.

[6] Van Assche G, Vanbeckevoort D, Bielen D, et al. Magnetic resonance imaging of the effects of infliximab on perianal fistulizing Crohn's disease. American Journal of Gastroenterology, 2003, 98(2): 332-339.

[7] Tutein Nolthenius C J, Bipat S, Mearadji B, et al. MRI characteristics of proctitis in Crohn's disease on perianal MRI. Abdom Radiol(NY), 2016, 41(10): 1918-1930.

[8] Bown E, Shah V, Sridhar T, et al. Cancers of the anal canal: diagnosis, treatment and future strategies. Future Oncol, 2014, 10(8): 1427-1441.

[9] Khati N J, Sondel Lewis N, Frazier A A, et al. CT of acute perianal abscesses and infected fistulae: a pictorial essay. Emerg Radiol, 2015, 22(3): 329-335.

[10] Zbar A P, Armitage N C. Complex perirectal sepsis: clinical classification and imaging. Tech Coloproctol, 2006, 10(2): 83-93.

[11] Soker G, Gulek B, Yilmaz C, et al. The comparison of CT fistulography and MR imaging of perianal fistulae with surgical findings: a case-control study. Abdom Radiol (NY), 2016, 41(8): 1474-1483.

[12] 钱蕴秋.超声诊断学.西安：第四军医大学出版社,2004：12.

[13] 章蓓.肛管直肠及其周围疾病超声诊断图谱.上海：上海科学技术出版社,2016：11-14.

[14] 王纯正,徐志章.超声诊断学.第 2 版.北京：人民卫生出版社,2008：8.

[15] 周永昌,郭万学.超声医学.第 5 版.北京：科学技术文献出版社,2006：5.

[16] 吴恩惠,冯敢生.医学影像学.第 6 版.北京：人民卫生出版社,2008：13.

[17] 徐志章.现代腹部超声诊断学超声医学.第 2 版.北京：科学出版社,2008：3.

[18] 张爱宏,段学蕴,曹铁生.现代实用超声诊断学.北京：中国医药科技出版社,2006：12-17.

[19] 张缙熙,姜玉新.浅表器官及组织超声诊断学.北京：科学技术文献出版社,2000：2.

[20] 陆文明.临床胃肠疾病超声诊断学.西安：第四军医大学出版社,2004：3.

[21] 熊芳,吴斌,秦澎湃,等.端扫式凸阵腔内探头与旋转式腔内探头超声评估肛瘘准确性的比较.中华医学超声杂志,2012,9(1): 20-24.

[22] 何峥,高志玲,等.经直肠超声引导下经皮穿刺置管引流治疗肛旁脓肿 26 例.结直肠肛门外科杂志,2015：3.

[23] 陈文卫,石华,赵玉荣,等.经直肠超声在直肠周围脓肿中的应用研究.中华超声影像学杂志,2004,13(2): 154.

[24] Chow D K, Leong R W, Tsoi K K, et al. Long-term followup of ulcerative colitis in the Chinese population. Am J Gastroenterol, 2009, 104(3): 647-654.

[25] Stange E F, Travis S P, Vermeire S, et al. European evidence-based consensus on the diagnosis and management of ulcerative colitis: Definitions and diagnosis. Journal of Crohns & Colitis, 2008, 2(1): 1-23.

[26] 中华医学会消化病学分会炎症性肠病学组.我国炎症性肠病诊断与治疗的共识意见（2012 年·广州）.内科理论与

实践,2013,8(1):61-75.

[27] Satsangi J, Silverberg M S, Vermeire S, et al. The Montreal classification of inflammatory bowel disease: controversies, consensus, and implications. Gut, 2006, 55(6):749-753.

[28] Elsayes K M, Al-Hawary M M, Jagdish J, et al. CT enterography: principles, trends, and interpretation of findings. Radiographics, 2010, 30(7):1955-1970.

[29] Stange E F, Travis S P, Vermeire S, et al. European evidence-based consensus on the diagnosis and management of ulcerative colitis: Definitions and diagnosis. Journal of Crohns & Colitis, 2008, 2(1):1-23.

[30] Bernstein C N, Fried M, Krabshuis J H, et al. World gastroenterology organization practice guidelines for the diagnosis and management of IBD in 2010. Inflamm Bowel Dis, 2010, 16(1):112-124.

[31] Chow D K, Leong R W, Lai L H, et al. Changes in Crohn's disease phenotype over time in the Chinese population: validation of the Montreal classification system. Inflamm Bowel Dis, 2008, 14(4):536-541.

[32] Harvey R F, Bradshaw J M. A simple index of Crohn's disease activity. Lancet, 1980, 1(8187):514.

[33] Best W R, Becktel J M, Singleton J W, et al. Development of a Crohn's disease activity index. National Cooperative Crohn's Disease Study. Gastroenterology, 1976, 70(3):439-444.

[34] Daperno M, D'Haens G, Van Assche G, et al. Development and validation of a new, simplified endoscopic activity score for Crohn's disease: the SES-CD. Gastrointest Endosc, 2004, 60(4):505-512.

[35] Rutgeerts P, Geboes K, Vantrappen G, et al. Predictability of the postoperative course of Crohn's disease. Gastroenterology, 1990, 99(4):956-963.

[36] 岑戎,姚健风,窦丹波,等.柳氮磺吡啶联合布地奈德与中药灌肠治疗溃疡性直肠炎的疗效评价.中国临床药学杂志,2010,19(4):202-205.

[37] Travis S P, Stange E F, Lémann M, et al. European evidence-based consensus on the management of ulcerative colitis: current management. Journal of Crohns & Colitis, 2008, 2(1):24-62.

[38] Ghosh S, Chaudhary R, Carpani M, et al. Is thiopurine therapy in ulcerative colitis as effective as in Crohn's disease?. Gut, 2006, 55(1):6-8.

[39] Biancone L, Michetti P, Travis S, et al. European evidence-based consensus on the management of ulcerative colitis: special situations. Journal of Crohns & Colitis, 2008, 2(1):63-92.

[40] Dignass A, Asssche G V, Lindsay J O, et al. The second European evidence-based consensus on the diagnosis and management of Crohn's disease: special situations. Journal of Crohns & Colitis, 2010, 4(1):63-101.

[41] Van Assche G, Dignass A, Panes J, et al. The second european evidence-based consensus on the diagnosis and management of Crohn's disease: Definitions and diagnosis. Journal of Crohns & Colitis, 2010, 4(1):63-101.

[42] Sandborn W J, Fazio V W, Feagan B G, et al. AGA technical review on perianal Crohn's disease. Gastroenterology, 2003, 125(5):1508-1530.

[43] Hassan C, Zullo A, De Francesco V, et al. Systematic review: endoscopic dilatation in Crohn's disease. Aliment Pharmacol Ther, 2007, 26(11-12):1457-1464.

肛瘘的中西医结合治疗

下篇 肛门直肠周围脓肿与肛瘘的治疗

第一章　肛门直肠周围脓肿的治疗

第一节　肛门直肠周围脓肿的传统治疗

中医学对于肛周脓肿的治疗可分为内治法、外治法。

一、内治法

有关内治法可以归纳为"消、托、补"三字。即未成脓者，清热解毒，消肿散结；已成脓者，扶助正气，脱毒外泄；已溃脓者，补益气血，扶正祛毒。正如《外科证治全书·痈疽治疗统论》云："初起者，审其症而消之；成脓者，因其势而消之；毒尽者，溢其所不足而敛之；此治痈疽之大旨也，于是乎，未出脓前，痈则宣其阳毒之滞，疽则解其阴寒之凝；已出脓后，痈则毒滞未尽宜托，疽有寒凝未解宜温。"托法，又称托里法、内托法，是中医外科内治三大法则中尤为重要的一个治则，也是关系到疾病预后转归的枢纽，尤其运用于外科化脓性疾病，如肛周脓肿、肛瘘继发感染等肛肠科相关疾病中。

（一）古代医家对托法的认识

《外科正宗》中就对托法有了详细的论述，如提出"诸疮全赖脾土"，根据"盖脾胃盛则多食易饥其人多肥，气血亦状，脾胃弱则少食而难化，其人多瘦，气血亦衰"。说明气血的盛衰与脓肿的预后关系密切；指出"痈疽已成，不得内消者，宜服药托之""气血虚者托里补之，阴阳不和者托里调之"。主张外科内治应以托里为要。"未成脓者可消，已成脓者即溃，已溃者引脓外出""盖托里气血壮而脾胃盛，使脓秽自排，毒气自解，死肉自溃，新肉自生，饮食自进，疮口自敛""凡疮初发自然高起者，此疡原阴阳症，而内脏原无深毒且毒发于表，便宜托里以速其脓""脓熟不溃，疮不焮热，食少便溏者，脾虚也，补托温中"。陈实功从患者的体质、病因病机、病程发展、证的性质，以及治疗过程中疾病变化等多方面指出托法的重要及其应用的广泛。《外科启玄》申斗垣云："托者，起也，上也。"给托法一个简单明了的说明，指出托法即是治则也是治法，即组方要求益气扶正，透托内毒，将毒邪托出于外，避邪扩散，局限病灶。《外科精义》云："脓未成者使脓早成，脓已溃者使新肉早生，气血虚者托里补之，阴阳不和托里调之""如有气已结聚，不可论内消之法，宜用排脓托里之药""凡为疡医，不可一日无托里之药。"齐德之提出托法在脓肿中的应用之广，且是治疗首选治则。《疡医大全·治法指南》引文"治疮疡，治表不云发汗，而曰托里"。可见托里法不仅用于深部脓疡，对于表浅疮疡也适宜。《医学入门》说："溃后气血大虚，惟恐毒陷，托里之法，一日不可缺也……盖托里则气血壮而脾胃盛,脓秽自排,毒气自解,新肉自生,疮口自敛。"对于气血亏虚、无法透托体质,需托中加益,方可避免毒邪内陷。《河间六书》说疮疡"其脉浮数,燉肿在外,形证外显,恐邪气极而内行,故先托里。""治疮之大要,须明托里、疏导、行荣卫三法。"指出治疗疮疡毒邪外治法中,托里法首当其冲,疏导、行荣卫,协同并用。《丹溪心法》曰:"内托之法,河间治燉肿于外,根盘不深,形证外表,其脉多浮,病在皮肉,外气盛则必侵于内,急须内托以救其里。"河间认为疗疮疖肿虽属外部疮疡,当其会透皮内传,如若发生救急还应托里,同样指出托里是救急之法。《医学入门》所说:"有半阴半阳证,似肿非肿,似痛非痛,似赤非赤,似溃非溃,脉数无力……用药托里,变阳者生……投冷必死。"李梴指出半阴半阳、半表半里之证,托法可将阴证转阳,亦可显功效。《证治准绳》说:"不宜缓慢之,须内实五脏,外透皮肤,令软匀和,即透脓,宜用内托实脏气之药,排脓匀气乃可。"又说:"当以鬼遗方为主,补填脏腑令实,勿令下陷之邪蔓延,外以火灸引邪透出,使有穴归著则不乱,则可转死回生,变凶为吉。"王肯堂认为脓毒之邪,唯有透脓是用,透托是首要治则。《疡科荟萃》云:"痈疽初发,燉肿疼痛,脉浮者,邪在表也,宜托之。"孙震元亦认为初发之痈疽,在表之毒邪,需托法促愈。《外科发挥》薛己云"凡疮脓熟不溃,属气血虚也,若不托里,必致难瘥。""疮不起者,托而起之;不成脓者,补而成之,使不内攻";《外科理例》汪机言:"常治患者正气虚,邪气实,以托里为主,消毒佐之;正气实,邪气虚,以攻毒为主,托里佐之"均认为毒邪不能外出,是因气血亏虚,托法即扶助正气,透邪外出,否则毒邪难除。

(二)托法与消补二法联合临床应用

1. 散法

散法即"托里散之""托里消之"之法,其中又包括散寒、消肿。

(1)散寒 主要适用于治疗虚证兼寒邪不散者,疏表托里。《外科发挥》中有代表方剂如十宣散(人参、当归、黄芪、甘草、肉桂等),内托复煎散(地骨皮、白芍、人参、黄芪等)均以温阳补气、散寒解表为组方治疗"疮疡肿掀在外,其脉多浮,邪气胜"者即疮疡已发,脓未成,症结在表不在里,共奏益虚温阳散寒之功。

(2)消肿 用于脓成中期,脓少,肿势不大,在托法基础之上配合消法,消肿而不促其早熟溃脓,在苦寒之品中加入临床常用的穿山甲、皂角刺,清热解毒、活血消肿、软坚散结。现代药理研究表明穿山甲与皂角刺两味中药均能够提升白细胞数量,增强机体的免疫功能,清除细菌、抗炎镇痛,且具有降低血液黏度促活血等功能。陈实功所编著《外科正宗》中诸多方剂中就以扶正祛邪兼施,祛邪而不伤正,体现出"托中有消,寓消于托"的治疗理念。

2. 溃法

此法用于邪实正也实、脓成不能自溃者,属阳证脓疡,为避免毒邪蔓延内陷而设。《外科正宗》云:"已发出而不腐溃出脓,根脚坚硬……应急投托药。"如透脓散、黄芪内托散等方中常用药有黄芪、穿山甲、皂角刺、川芎等,目的在于"疮不起者,托而起之,不成脓者,补而成之,使不内攻",继而因势利导,促脓透溃,解毒扶正。溃法过程又分透、提、破三个阶段。

(1)托透 陈实功有云:"凡疮初发自然高起者,此疡原阴阳症,而内脏原无深毒且毒发于表,便宜托里以速其脓"其所使用的透脓散主要于脓肿一时不能破溃,邪正抗争时期。此期可促使肿疡自溃,促进毒邪早泄外排。对于肛周脓肿而言,所发部位属少气多血之足太阳膀胱经,运用补益气血和透脓外出的药物如生黄芪、人参、川芎等益气补血之药,促使气血旺盛,以增强托透之力。黄芪为治疗疮疡痈肿之圣药,现代药理学证实黄芪可改善机体代谢功能,促进提高机体免疫,增强抗菌作用,且能够调节血管抵抗能力,促血管扩张,降低血凝度,改善血行,促进细胞恢复活力。因此透托主要是通过补益气血而达到扶正祛邪,透毒外出。

(2) 提脓　中医外治法常需阴阳辨证,如:"痈疽不论上中下,惟在阴阳二症推",脓疡阴证通常表现毒邪不易溃出,反易内陷,以致变证,亦即功能低下、衰退。深部肛痈初期表现为阴证,但此期脓肿不可使用温热药物,而多宜清热解毒,配以黄芪等益气扶正药物,提脓外透,成脓后外力刺破,提毒而出,可避免脓毒内陷,正如《外科正宗》所云:"平塌漫者,宜投补托之剂,以益其虚。"

(3) 破腐　手术切开是脓肿成熟治疗的常用治法,时机的选择早晚要适中。《外科正宗》曰:"元气虚者,必先补而后针其脓,诸症悉退。"手术破脓可引深部脓毒外出。《黄帝内经》所提"热胜肉腐则为脓"与现代病理学一致。根据《黄帝内经》破脓理论,托法能够提高人体免疫力,通过体液及细胞两个免疫系统的应答,使大量的白细胞聚集于病灶,产生大量的蛋白溶解酶,从而促进脓肿形成,为破脓做准备,同时脓液又是自身代谢的产物,含有伤口愈合不可或缺的成分如白细胞、蛋白质、氨基酸及多种生长因子等,为伤口的愈合提供了良好的环境,加速愈合,缩短病程,即中医学所讲"煨脓长肉"理论。

3. 补法

补法,又叫补托法,主要根据脓疡致气、血、阴三虚的具体情况,治以滋阴养气血,可分为下列三种。

(1) 托里益气　凡正虚邪实,疮疡邪毒盛,正气不足以托脓外出或肿势散漫,难以集中溃腐者,治以托里益气,调营卫以扶正托毒外出,防止毒邪内陷,常用药有人参、黄芪、陈皮、白术、甘草等,以健脾气,如陈实功所说:"平塌散漫者,此乃元气本虚,急宜投托里健脾之药。"方以托里建中汤等为代表;同时疮疡已溃者,可用托里益气之药,促新肉早生,如托里消毒散、排脓内托散等。

(2) 托里补血　疮疡溃后,本已气血亏耗,加之体虚致邪恋日久,脓水清稀,耗伤血液,腐肉难脱,久不收敛,疮形平塌,肿坚难消,微微热痛,并见体凉脉细,饮食少思,口淡无味等气血虚弱之象,可使用托里补血之法。常用药如黄芪、当归、白芍、山药等,方剂如参芪内托散、托里消毒散等。

(3) 托里滋阴　主要针对阴虚为主而设的内托法。主要表现为疮疡已溃日久,形瘦色悴,口燥咽干,潮热盗汗,肿痛低热,舌红少苔,脉细数。因阴液流失,致使血虚、阴虚,《外科发挥》曰:"阴虚则内热扩,溃疡气血俱虚而发热者",薛已以托里当归汤治、滋阴内托散之。常用中药有人参、甘草益气,麦冬、当归、熟地黄以补血滋阴。阴虚发热与阳盛发热不同,本法与托里清热法所治有所不同,托里清热法为虚中见气分实热,故用银花甘草汤配养血益气药为伍,而托里滋阴法重点在阴虚而生内热,故以当归、熟地黄、麦冬等地托里滋阴。

4. 温法

温法又因寒中经络与中焦虚寒而分温经络与温中焦。

(1) 温经络　因寒性凝滞易阻滞经络,因此如遇虚寒凝经络者,因外束风寒,内虚不足以驱邪,故以人参、黄芪、芍药、甘草等补益气血,以助祛邪扶正,共奏温经散寒之功。《外科发挥》中拟以托里温经汤托里温经,常用中药有麻黄、升麻、防风、干葛、白芷、当归等,又有"因寒覆皮毛,郁遏经络,不得伸越者",治痈疽发于头面阳经者,可予麻黄、升麻、防风、白芷、苍术等药温经驱寒,同时,服药后应"卧于暖处,得汗乃散",故托里温经法与托里调营卫法有着本质的不同,一为寒邪束经络,仅营卫不和;二为寒覆经络而不得伸越,营卫不和则宜调和营卫,寒凝经络者宜温经络散寒。

(2)温中焦　　此法多用于疮疡痈肿者中焦虚寒之症,症见"脓出清解,皮肤凉,心下痞满,肠鸣切痛,大便微溏,食则呕,气短呃逆不绝,不得安卧,时发昏愦",薛己以托里温中汤治疗寒变而内陷于里者,方中常用丁香、沉香、茴香、益智仁、陈皮、木香、干姜、甘草、附子,其中干姜、附子大辛大热,以温中阳,散阳气;羌活苦辛,温透关节;炙甘草甘温,以温中焦、通经络、益血脉;木香、陈皮辛温,散满除痞;益智仁、丁香、沉香大辛热散寒暖中,符合"寒淫于内,治以甘热,佐以苦辛"的用药治法;但托里温经络与托里温中焦也有着区别,两者一为寒在经络,二为寒在中焦,温经络意在发汗散寒,温中焦意在振奋中阳。

5.清法

用于疮疡痈肿气虚血弱,伴有实热之证而设,包括清热、清除腐肉。

(1)清热　　对于疮疡实热者,托与清应当相伍为用,清热与托里组成方剂。运用要灵活,应针对病因及症状的不同,或以清为主或以托为主,这点如《外科理例》所言:"常治患者正气虚,邪气实,以托里为主,消毒佐之;正气实,邪气虚,以攻毒为主,托里佐之。"对于疮疡初起邪在表或经络,运用清托法,既有清热消散之功,又有托里透毒之效,两者配合可以扶助正气使毒邪消散于无形,达到扶驱邪而不伤正的功效。又如《外科正宗》中陈实功以托里消毒散加天花粉、大黄治疗"项高色赤、焮痛发热,疼痛有时者"清热通便、生津止渴,后加溃脓之皂角针、穿山甲助脓毒透表。可见,托里消毒配合清热解毒共奏补益气血、托里透脓、消肿止痛之功效。

(2)清除腐肉　　"日久内脓已成,不破头而胀痛者,急针之",说明疮疡自行溃破或手术切开后,脓出致气血耗伤,则腐肉难除,腐肉不去则新肉不生,致使创口难愈,《外科证治全生集》曰:"脓之来必由气血,气血之化必由温也"进一步说明了脓液为气血所化生,正气充足,则早化为脓,脓透邪去,疮疡早愈。清除腐肉首先要病重视顾护脾胃,因"诸疮全赖脾土",特别是疮疡溃后更是补中益气,同时方药中应加入"甘温之剂,补益阳气,托里以腐溃之"。气血旺则疮疡难生,正气旺则透托和箍围毒邪的作用增强,易祛腐生肌长肉,因此,"凡视疮之顶高根活,不论老少,定知气血有余,故知老幼俱可无妨"。这与现代医学所认为保证血供能够促进创口愈合是一致的。

消托补法是在中医外科运用范围非常广泛,也体现了中医学"扶正祛邪"的整体观念,为中医治疗疮疡痈肿的优势,继承和发扬古代医家和医学著作承袭下来的治疗疮疡的经验。消托补法也是中医外科治法中最具特色的,它不仅适用于疮疡的临床治疗,对于身体其他部位的一些感染性疾病的治疗同样可以运用,且有较好的临床疗效。

二、外治法

中医对肛周脓肿的外治有以下特色:一是提出了比较详尽的切开排脓方法,如《医门补要·外症用刀针法》记载了"用响铜打的钑刀"和"火针排脓"的具体方法。二是在切开时十分重视对肛门功能的保护，当时已认识到了肛门部解剖与功能方面的特殊性。如《辨证录》云："肛门之肉，不比他处之肉，肛门之皮，不比他处之皮，此处之皮有纵有横，最难生合，况大便不时出入。"因此他们认为手术切开等要审情而行，"刀针挂线切勿轻用"。三是外用药得到了较广泛使用。如《医门补要》中在对肛周脓肿切开后或火针烙开后，主张"内插药捻，外贴膏药"等。

1. 挂线法

有关外治法中最具中医特色的当属挂线疗法。《医门部要·肛痈辨》云："若消不去，一处出脓者，为肛痈，每易成漏……须早顺下流势之处开门，免使溃大淌粪，不可收拾。"强调了外治法的重要性，其中最具代表性的为挂线疗法。挂线疗法首载于明代的《古今医统大全》，至今已有 400 多年的历史，书中详细记载了这一特色疗法："上用草探一孔，引线系肠外，坠铅锤悬，取速效。药线日下，肠肌随长，僻处既补，水逐线流，未穿疮孔，鹤管内消。"古代挂线是依靠重力将药线持续收紧，以线代刀将瘘管缓缓切开，同时切断组织也随之生长，药线同时还起引流作用。

挂线疗法由来已久，早在明代徐春甫《古今医统大全》中就有记载，"予患此疾一十七年……只用完根煮线，挂破大肠，屯十余日，方获全功。"其后《医口补要》《外科大成》《外科图说》《疡科会粹》等一些书籍均有对这一疗法的记载，盛行于清代，一直沿用至今。挂线疗法的治疗机制概括起来有四点：引流作用、异物刺激作用、慢性勒割作用、标志作用。

2. 患部拔罐疗法

在未成脓时施以此法能使血气疏通、瘀阻消散；成脓以后"拔罐"是利用负压原理产生的虹吸作用，能够力量均匀地使已经切开的脓腔内坏死、液化的组织自然吸出体外，起到引流，减轻症状作用。

3. 火针疗法

用火针代替西医的手术切开排脓，用自制的火针治疗仪，将针头烧红后，对准脓腔直刺，立刻出针，将脓液排挤干净。优点：术程极短，痛苦小，出血少，愈合快。

4. 外敷法

采用敷药治疗，阳证肛周脓肿以清热解毒、软坚散结，使脓肿局限或消散。玉露膏外敷，有凉血、清热、消肿之作用。阴证肛周脓肿，用冲和膏。但药物治疗往往只在脓肿初期具有一定效果，在脓肿成熟后，仍需要及时地切开引流，术后再行中药外用可具有良好疗效。

5. 熏洗法

该法是指将药物水煎或用开水浸泡后，先利用蒸汽熏蒸，熏后进行患部洗浴的一种治疗方法，又称"坐浴法"。熏洗在临床应用十分广泛，疗效显著，除了具有局部的清洁作用外，还有疏通腠理、清热解毒、消肿止痛、活血通络、祛风燥湿、生肌敛疮等作用。该法适用于各期脓肿。

第二节　肛门直肠周围脓肿的现代治疗

肛门直肠周围脓肿的现代治疗方法分手术和非手术治疗，非手术治疗主要包括抗生素的应用、坐浴及理疗等方法。但临床经验及大部分学者认为脓肿一旦诊断明确应被及时引流,不可拘泥于有无波动感,缺乏波动感不是延迟治疗的原因。

一、非手术治疗

早期应用抗生素治疗,根据不同菌株选用敏感性抗生素,避免过度使用抗生素,时间成熟应切开早期引流,不盲目地坚持保守治疗,以免发生并发症。有研究表明该病使用大量抗生素治疗后,可形成炎症性硬结,由复发引起。因此治疗这种疾病的关键是及时应用抗生素,但抗生素不能代替手术,肛周脓肿切口和引流更重要。

关于是否需要抗生素存在争议,根据 ASCRS《肛周脓肿和肛瘘治疗指南》(2016 版)指出:除非患者伴有复杂蜂窝组织炎、全身感染及有潜在免疫抑制的患者,是推荐使用的,否则使用抗生素在治疗肛周脓肿方面无意义。

对于合并有 CD、UC、结核分枝杆菌感染及其他不明原因等引起的肛周脓肿,治疗时不要盲目,应结合病史和脓液情况初步判断引起肛周脓肿的可能性原因,再配合实验室、病理、电子肠镜、小肠镜等检测,彻底明确引起肛周脓肿的原发病,并积极治疗,如果肛周脓肿较重,再判定脓液量的前提下,可以行小切口切开排脓缓解症状后再对原发疾病进行系统治疗。

二、手术治疗

肛门直肠周围脓肿一旦形成无法自行消除,保守治疗往往效果欠佳,一般需要手术治疗,尤其化脓进入脓肿期手术治疗是必需的手段。目前,脓肿切开引流仍然是首选治疗方法。根据美国结直肠外科医师协会(ASCRS)临床实践指南委员会在 2016 年发表的肛周脓肿和肛瘘部分的临床诊疗指南中指出,急性发作的肛周脓肿患者应该被给予及时的切开和引流(推荐级别 1C.),肛周脓肿最基本的治疗仍是外科引流。

肛周脓肿手术原则:早期切开和引流,引流应保证彻底清除,引流通畅,将可能存在的脓腔充分打开不留死腔。同时,如果内口明确,可并行处理,亦可待成瘘后再清除内口,从而完全消除原发感染灶,如感染的肛窦、肛腺和瘘管,要争取早期处理。

选择合适的切口方式、位置,保证引流通畅是避免脓肿复发和下一步肛瘘手术治疗的关键,也是保护肛门功能的关键。综合国内外文献报道,切开引流、切引配合挂线是主流术式,尤其针对高位复杂性肛周脓肿,一般无法一次性根治,大部分患者需分次手术即待肛瘘形成后再行瘘管切除术以期治愈,另有部分患者可能需要带瘘生活。国外有学者认为高位复杂性肛周脓肿及肛瘘患者挂线疗法,挂线的时长可延续终身。

不论何种手术方式,其核心要解决的问题包括以下几点:① 对于内口明显的高位肛周脓肿可以,采用挂线疗法;对于内口位置较低的患者可直接打开内口或切除内口以期根治。② 高位肛周脓肿有几个分型一次性治愈率低,可以考虑分期分次进行挂线紧线,虽然增加了手术次数,但简化了手术操作,降低了手术难度,增加了治愈概率。③ 治疗的目的是尽早治愈。④ 肛门功能的保护永远是手术操作必须遵守的原则,在此基础上尽可能地减少并发症及后遗症。目前常见的肛周脓肿的切口选择和手术方式如下。

1. 肛周脓肿切口的选择

肛周脓肿一旦成脓,肿势发展迅速,应当及时切开排脓,防止肿势扩大,加快脓腔吸收及伤口愈合,在此原则的基础上,保护肛门功能和形状,使预后状况更佳。根据影像学检查的结果,引流口的选择应该根据脓腔的位置、深度、广度而定,如果脓腔累及截石位12点或6点钟位置,应当将切口选择在截石位5、7、11、1点钟方向,避免损伤中线。引流口根据脓腔深度的选择:对于中低位肛周脓肿且单纯切开引流者,切口不必过大,但应根据临床经验,如脓腔缩小的速度与切口愈合的速度保持正相关,这样才能保证脓液及脓腔内坏死组织充分排出,否则切口愈合速度快于脓液充分排出速度就会引发短期内再次切开排脓的风险。对于高位、复杂性肛管直肠周围脓肿,因为脓腔位置较深、范围广,此时切排口的选择应尽量大。如有挂线术,切口大小决定着脓液是否能充分排清、脓腔下移的程度等,同时切排过程中,应尽量钝性分离,目的是尽量避免切断大的血管引起出血,为手术减轻难度。在临床上肛周脓肿切排口的选择,我们多采用以肛门为中心的放射状切口,其优点在于符合肛周纹理特点,不影响外观视觉,另外,为下一步的肛瘘手术提供便利,因为放射状切口不会影响肛瘘手术切口的宽度。关于切口与肛门距离的关系,一般选择距离肛门2～3 cm的肛周皮肤进入,避免损伤肛门,造成肛门的变形或移位,尤其是准备二次肛瘘手术的患者,第一次的切口如果过度损伤了肛门括约肌,肛瘘手术的二次损伤,必定会影响肛门功能与形态。切口的数量选择,范围较广的脓肿,应当选择多个切口,充分分离脓腔潜在间隔,不留死腔,切口和切口之间贯通,这样才能保证引流的通畅。总之,肛周脓肿切口的选择中总的技术原则就是切口位置、大小、个数的选择,应依据脓肿的范围及深度而定。总的手术原则就是在保证肛门功能形态的基础上排脓通畅、充分(彩图33)。

2. 脓肿引流术式

(1) 置管引流　　该术式有效地减少了肛周组织的损伤,很好地保护了肛门功能形态、避免了肛门括约肌的破坏、减轻了患者的痛苦,对于高位肛周脓肿有可能一次性治愈。具体手术操作方法:首先,应明确内口位置,判断内口与齿线的距离,以及脓腔与括约肌之间的关系;其次,切口位置的选择,如果脓腔最低点距离肛门较近,可从括约肌间沟路入,切开分离皮下组织同时切开内括约肌下缘。反之,位置较远者,于外括约肌皮下部径向切开。如果脓腔贯穿括约肌,则在波动最明显即脓腔最低位置切开,充分分离脓腔直至内口对应的括约肌间隙,在此选择切口与内口行对口引流。最后,对脓腔切口适当扩大,手指进入脓腔探查间隔并钝性分离,可以用刮勺充分搔刮腔内腐肉即炎性坏死组织,过氧化氢冲洗脓腔后将带孔双管置于脓腔顶端,并固定,术后每日冲洗脓腔,直至愈合,过程中可以选择合适的时机置换冲洗管。置管引流的最大优点是肛门括约肌损伤小、操作简单;同时减轻术后疼痛,缩短愈合时间。

(2) 双腔乳胶管引流　　主要适用于范围较大的坐骨直肠间隙脓肿、直肠后深间隙脓肿、马蹄型脓肿、肛提肌上脓肿、括约肌间脓肿等单一或者多间隙的脓肿。具体操作方法是在蛛网膜下腔阻滞麻醉成功后,在距肛缘2.5 cm括约肌外红肿明显处大小约2 cm的弧形切口,切开皮肤至皮下组织,用血管钳钝性分离脓腔,引流出脓液;食指插入脓腔仔细探查,消除脓腔内的筋膜间隔,清除坏死组织以利充分引流;充分止血,用过氧化氢及生理盐水反复冲洗脓腔;不强行探查内口,对于明显内口,切除内口周围炎性组织后,可虚挂橡皮筋;经切口置入带多方位侧孔的双腔乳胶引流管(10-14F管),上端放置至脓腔最顶端;全层间断缝合切口皮肤及皮下组织,固定引流管;透明膜覆盖创面,至少覆盖切缘附近2 cm正常皮肤,敷料包扎;最后引流管一端接输液装置,另一端接负压吸引装置,并保持引流球处于负压状态。

(3) 负压引流　　负压引流术特点小切口、疼痛轻、引流快速、有效防止脓液蓄积,减少创伤疼痛,疗效好且治疗时间短。手术要点:在肛门和脓肿对应部位选择位置引流,做径向小切口。手术操作要点:钝性分离潜在脓腔间隔,充分排出脓液及炎症坏死物,切除可见腔壁组织,用可吸收线将内口闭合,将带有负压吸引球的引流管从切口处进入,直至脓腔最高位置,并将引流管固定在切口附近皮肤上,保持负压吸引球处于负压状态,负压保持在35～50 kPa之间。

(4) 医用泡沫引流　　医用泡沫引流即封闭负压引流(vacuum sealing drainage,VSD)。主要适用于脓肿范围较大的马蹄型脓肿及坐骨直肠间隙脓肿。根据创面的大小及形状修剪泡沫材料,如果是大创面可在多块料之间行间断缝合,使之成为一个整体;创缘周围与泡沫敷料之间充分接触,不留缝隙,满意后间断缝合固定。如果创面很深,泡沫敷料需填塞至脓腔底部,不留死角。伤口用半透膜粘贴封闭,冲洗管接入3 L袋,3 L袋注入生理盐水,引流管接负压吸引装置。为了保证密封效果,半透膜至少覆盖范围要超过2 cm以上切口边缘健康皮肤。目前来说,负压引流技术已经在治疗肛肠疾病中取得了一定的效果,但还属于起步阶段,故需进一步探索,以求证其疗效的确切性。

(5) 内口敞开引流　　内口敞开引流手术要点为寻找并确定内口位置,将内口纵向切开,并向近心端适当延长切口,彻底清除内口周围病变组织,最后结扎切口两侧黏膜组织,敞开内口以利引流,这样就可达到脓肿根治的目的。

3. 挂线方法

挂线疗法自古以来就有描述,有效性得到临床医生的肯定,该疗法通过丝线或橡皮筋对肛门括约肌进行慢性切割的同时,因炎症反应可刺激切割处周围的组织发生粘连固定,防止括约肌瞬间断裂造成肛门失禁,可以充分保护肛门括约肌功能。手术操作简单,减少了患者住院天数、减轻了经济负担,而且部分挂线术可以避免二次成瘘的可能性,在国内外得到广泛应用。肛周脓肿的形成时间短、症状重,切开排脓是有效的急救措施,但为了有效降低成瘘率,则可以在急则治其标的情况下,采用挂线疗法还可起到治本的效果。近年来广大学者通过不同方式的挂线疗法治疗高位复杂性肛周脓肿取得了不错的效果。

(1) 切开实挂线引流　　即在脓肿波动明显处行径向切口或弧形切口,充分排出脓液,探查脓肿行走,充分钝性分离存在间隔的脓腔,清除脓肿中的坏死组织,仔细探寻内口,将探针探头从内口探出,用丝线将橡皮筋和探针头部固定后,从引流口探出,固定橡皮筋两侧并拉紧(应注意的是拉力力度适中,过度牵拉可能会导致括约肌切断;过松,则有可能无法完成切割),用弯钳于紧贴括约肌的外侧固定橡皮筋,再用丝线打结固定,可根据情况行两次打结固定,最后修整引流口,以利于脓液充分引流。

(2) 切开挂线旷置引流法　　此法是在切开挂线引流法的基础上,根据脓腔侵犯部位较广泛,根据实际需要行3～4个放射状切口,切口之间贯通,用橡皮筋或引流管对穿旷置引流。王廷杰采用多切口切开挂线旷置引流法取得满意疗效,复发率低及并发症少,肛门功能正常、形态无明显变化。该手术方式特别针对高位复杂性肛周脓肿治疗效果满意,不仅切口小,疼痛轻,费用低,而且在一定时间内可避免再次手术。国外有些学者采用此方式治疗复杂性肛周脓肿及肛瘘,可终身挂线,可以说切开挂线旷置引流法是治疗复杂性肛管直肠周围脓肿的有一种行之有效的治疗方法(彩图34)。

（3）虚挂线法　　虚挂线法一般是起到标志线及降低内口位置的作用。操作方法：根据肛周 MRI 或 B 超,或在触诊波动明显的位置做放射状切口,切至脓液流出;食指进入脓腔,探查脓腔间隔同时钝性分离,排出脓液及坏死组织,用探针探得内口后,将橡皮筋或丝线跨括约肌穿出,不要勒紧,固定。虚挂线主要是为了成瘘后的肛瘘手术做准备,能够用虚挂线法治愈的病例并不常见。

4. 生物蛋白胶二期封堵术

该术式所使用医用生物蛋白胶也称为纤维蛋白封闭剂,是从血液中提取相关成分,模拟人体凝血机制的最后阶段,最终形成乳白色凝胶物,主要用于手术过程中术野渗血及小静脉出血的局部止血,封闭缺损组织,促进创伤愈合。治疗方法：先行肛门低位脓肿切开,处理内口,高位脓腔引流,术后抗感染治疗,待创面肉芽新鲜、分泌物少时,行生物蛋白胶二期封堵术。用生理盐水棉球或纱布清洗脓腔,纤维蛋白封闭剂 10 mL 从高位脓腔顶部注入创面,充塞并封堵脓腔,外敷生理盐水纱布。该术式简便易行,患者痛苦轻,疗程短,疗效确切,复发率低,但其观察病例数较少,远期疗效还待进一步观察和验证。

目前治疗高位肛周脓肿普遍采用的方法是手术治疗,手术方式众多,主要还是使用挂线术。挂线术是针对传统的一次完全切开可造成不同程度的肛门失禁而提出的。但是挂线术在治疗过程中给患者造成剧烈痛苦,且疗程长;而引流术及诸多改良引流术治疗高位肛周脓肿中高位脓腔,虽然患者痛苦少,愈合时间短,减少了肛门损伤,保护了肛门功能,但在治愈率方面还有待进一步研究和提高。因而,在高位肛周脓肿的手术治疗方面,非常有必要进一步探讨出一种治愈率高、损伤小、肛门功能保护好、其创新与发展符合现代外科微创化发展趋势的完善术式。

参 考 文 献

[1] 丁曙晴,丁义江.肛周脓肿和肛瘘诊治策略——解读美国和德国指南.中华胃肠外科杂志,2012,15(12)：1224 - 1226.
[2] 李曰庆.中医外科学,北京：中国中医药出版社,2007,2：242,243.
[3] 张巍,汪庆明,芦亚峰,等.肛痈方治疗肛周脓肿临床研究.中西医结合研究,2012,4(5)：231 - 233.
[4] 李晓强,闫小宁,赵志金,等.论王维德消法和托法的理论内涵.中国中医基础医学杂志,2018,24(1)：16,17.
[5] 于秀辰,杨慧鑫,陈圆圆,等.箍围法与护场的关系探讨.现代中医临床,2016,23(3)：45 - 49.

第二章　肛瘘的治疗

第一节　肛瘘的传统治疗

肛漏的治疗以清热利湿为大法。辨证首当分虚实,祛邪勿忘扶正,功补兼施,并应及早采用挂线、手术等法,以防复发。

一、内治法

肛瘘的治疗以清热利湿为大法。辨证首当分虚实,祛邪勿忘扶正,功补兼施,并应及早采用挂线、手术等法,以防复发。

1. 湿热下注证

治法:清热利湿。

方药:二妙丸合草薢渗湿汤加减。常用药:苍术、黄柏、草薢、薏苡仁、通草、滑石。肿痛甚者,加牛膝、蒲公英、紫花地丁;脓多者,加红藤、败酱草;痒甚者,加苦参、防风。

2. 正虚邪恋证

治法:托里透毒。

方药:托里消毒饮加减。常用药:生黄芪、党参、当归、川芎、白术、茯苓、白芷、金银花。脓水淋漓者,加薏苡仁、扁豆、泽泻。

3. 阴液亏虚证

治法:养阴清热。

方药:青蒿鳖甲汤加减。常用药:青蒿、知母、鳖甲、生地黄、知母、丹皮、玄参、南沙参、白术、怀山药、茯苓。骨蒸潮热者,加银柴胡、胡黄连;盗汗者,加浮小麦、牡蛎。

二、外治法

运用一定的药物,直接作用于病变部位,以达到治愈肛瘘的方法,是与内治法相对而言。《医学源流》中说:"外科之法,最重外治。"外治法在痔瘘科治疗中,占有非常重要的地位,它不但可以配合内治法以提高疗效,缩短疗程,而且许多疾病可以专用外治收效;而疑难的高位复杂性瘘管,更配合外治法。中医外治的主要方法有熏洗、敷药、药线引流等。

1. 熏洗法

该法是指将药物水煎或用开水浸泡后,先利用蒸汽熏蒸,熏后进行患部洗浴的一种治疗方法,又称"坐浴法"。熏洗在临床应用十分广泛,疗效显著,除了具有局部的清洁作用外,还有疏通腠理、清热解毒、消肿止痛、活血通络、祛风燥湿、生肌敛疮等作用。

该法适用于肛漏脓水淋漓,肛周潮湿者,如用苦参汤或祛毒汤煎水熏洗治疗。

2. 敷药法

该法是指运用各种膏剂、散剂等直接涂抹于患处的一种治疗方法。

① 肛漏局部肿痛、皮肤潮湿、溃烂瘙痒者,可用黄柏膏、金黄膏、青黛膏、金黄散等;② 脓肿溃后脓水未净,腐肉已脱,或漏管引流不畅者,常用九一丹、八二丹、七三丹等;③ 肛瘘术后腐肉已脱,脓水将尽时,促进肉芽组织和上皮生长,常用生肌散等。

3. 药线引流

使用药线引使脓液向外畅流的疗法。药线俗称纸捻或药捻,大多采用桑皮纸、丝绵纸,搓成大小长短不同的绞形药线,用外黏药物或内裹药物的方法制成备用。使用时应注意,药线插入瘘管口中,应留出一小部分在管口外,并将留出的药线末端向创口侧方向下方折放,再以膏药、油膏盖贴固定。如脓液已尽流出淡黄色黏稠液体时,即可停止。药线适用于肛漏脓出不畅,发作频繁者,可用药线捻蘸九一丹等药自外口插入漏管,提脓拔毒引流。

三、传统手术疗法

1. 切开疗法

切开术是治疗肛漏的传统术式。《证治准绳·疡科》中说:"若当用针烙而不用,则毒无从而泄,脓瘀蚀其膏膜,烂筋坏骨,难乎免矣。"这里明确指出了刀法是外科手术中的重要措施之一。

该法是一种将组织或脓肿按一定规律用手术刀给予切开,使病变部位引流通畅,从而达到治疗目的的方法。主要适用于肛痈成脓期、漏管管壁期等。脓肿引流时应注意引流通畅,术中应彻底打开脓腔间隔,以免复发。

2. 挂线疗法

该法是中医学治疗肛瘘的传统特色方法之一,最早见于明代的《古今医统大全》,该书中专门设立"痔漏门",详细阐述了肛瘘的症状、治法和方药,在治疗上云:"(肛瘘)病深者又不同也,用稻草心顶替针丸,探入鹅管,屈曲处再用火针开之,或替针丸咬开。次用稻草叶撚纸之,取去死肌,鹅管路尚未断,又依前法,以鹅管死肌去尽为度。穿肠者治之亦愈,但穿处不能完补耳。"详细阐述了挂线疗法的功效和机制。清代的《医门补要·痔漏挂线法》详细记述了挂线的操作:"用细铜针穿药线,右手持针插入瘘管内,左手执粗骨针(要圆秃头镌深长槽一条,以便引针)插入肛门内,钩出针头与药线,打一抽箍结,逐渐抽紧,加纽扣系药线梢坠之,七日管豁开,掺生肌药,一月收口。"记载了肛瘘挂线疗法的具体操作方法、治疗时间,采用药线、丝线或橡皮筋等来挂断瘘管或窦道,利用药线或橡皮筋的紧力,促使气血阻绝,肌肉坏死,达到切开的目的。这种方法操作简便,引流通畅,使组织呈渐进性坏死,容易修复,而不影响肛门功能。

第二节 肛瘘的现代治疗

随着时间的推移,现代医学对于肛瘘的诊断与治疗的认识更为全面。2011 年美国结直肠外科医师协会(ASCRS)更新的《肛周脓肿和肛瘘治疗指南》中,又将术后易致肛门失禁的肛瘘均纳入复杂性肛瘘的范畴,包括瘘管穿过肛门外括约肌的 30%～50%(高位括约肌间、括约肌上方和外方)、复发性瘘管、克罗恩病肛瘘等。

针对不同类型的肛瘘,选择的治疗方法亦是不同的,目前临床以早期根治为主要的治疗原则,尽量治疗反复发作的持续性炎症,从而预防疾病的发展。对于肛瘘的治疗,目前以手术治疗为主,辅以药物治疗。

一、药物治疗

针对部分尚且处在炎症发展期的肛瘘患者,此时的临床表现以较为严重的肿痛流脓为主,患者常自觉肛门周围疼痛不适,由于炎症局限在瘘管周围,此时常以局部炎症表现为主,不伴有发热等全身表现。由于炎症反应的影响,此时的瘘管周围炎症范围大,血供丰富,此时行手术治疗,虽然在发病早期可及早防止肛瘘的继续发展,但常出现术中出血多、清创范围大、术后愈合慢等缺陷,针对这类患者,可以考虑先在引流的基础上予以药物消除局部炎症,将病灶范围缩小,待瘘管成型后再行根治性的肛瘘手术。常用药物有含有消炎抗菌成分的口服药、栓剂,特别是某些中成药或中药等。

一般来说,肛瘘的药物治疗是为了给手术提供更好的术时条件,但对于某些不具备手术指征的患者,可以考虑长期以药物治疗控制炎症发展。

二、手术治疗

手术是肛瘘最佳的治疗方法。即使是特殊原因引起的肛瘘(如结核性肛瘘、克罗恩病肛瘘),手术亦是必需的处理方式,对于此类特殊原因引起的肛瘘,在控制当前病灶的情况下再进行全身疾病的诊疗,是推荐的治疗方案。

不同类型的肛瘘采取的手术方式亦是不同的。肛瘘手术的中心思想是消除内口,手术的方式不同只是为了达到其他的治疗效果(如保护括约肌、保留正常组织)而产生的。在内口明确的情况下,肛瘘在初次手术时就应将内口破坏,而不应因为担心括约肌的损伤放任内口的存在,这样只会加重病情的进展。若担心在内口水平切开的安全性,则可选用挂线治疗。但在诊断与手术过程中应当注意,避免人造内口的产生。在遵循这个原则的前提下,针对不同类型的肛瘘,应当采取不同的手术方式。

(一) 常用手术方式

1. 单纯性肛瘘

单纯性肛瘘(简单肛瘘)指非反复发作的单一瘘管,瘘管涉及肛门外括约肌少于 50%,但不包括女性前位经括约肌肛瘘;同时患者的肛门功能正常,没有 CD 或盆腔放射治疗史。依据内口位置的高低可分为低位单纯性肛瘘、高位单纯性肛瘘。对于单纯性肛瘘而言,由于瘘管形态单一,复杂程度低,对括约肌的影响小,手术方法大多选用瘘管切开术或瘘管切除术。但部分单纯性肛瘘的内口位置较高,涉及括约肌,依然存在一定的手术风险和难度。处理此类肛瘘,在剔除瘘管、处理内口的同时,应当注重正常组织的保护,尽量多保留正常组织,减轻对功能的伤害。这类肛瘘患者,可以考虑以复杂性肛瘘的手术方式来进行处理,如隧道式拖线法、对口切开法等术式。

2. 复杂性肛瘘

复杂性肛瘘指除括约肌间和低位括约肌外肛瘘以外的肛瘘。临床上常将有两个以上瘘管,或者瘘管较长并弯曲的肛瘘及马蹄型肛瘘称为复杂性肛瘘。此肛瘘一般包括经括约肌瘘、括约肌上瘘和括约肌间瘘。手术治疗复杂性肛瘘常用挂线法,现代医学在传统术式的基础上加以改良,形成下切上挂的新型挂线术,包括虚挂线、虚-实挂线等。此种术式目前仍为临床较常用的治疗高位复杂性肛瘘的术式,其能够较好的保护括约肌功能,但术后患者的愈合周期长,疼痛明显。另外,目前常用的保留括约肌的术式还有括约肌间瘘管结扎术(LIFT),此术式对术者的解剖学熟悉度有较高的技术要求,术后的创面引流也有一定难度,但能够较好的保留括约肌,取得好的疗效。

(二) 其他手术方式

除了临床常用的术式,近几年来,随着人们对于肛瘘手术期待值的不断增高,肛瘘的手术治疗方法也在不断更新中,"微创",甚至"无创"是术者们孜孜不倦追求的目标。对于肛瘘手术而言,其发病的根本是"内口",即感染发生的根源,经过不断的试验和研究,学者们认为只要解决了肛瘘内口的感染,即使不切除瘘管也可将肛瘘治愈。从该理念出发,配合日趋先进的手术工具,产生了一系列新的肛瘘治疗方法。例如,肛瘘栓瘘管堵塞术、生物蛋白胶封堵术、推移黏膜(皮)瓣术(闭合内口引流术)、含脂肪源性干细胞填充术、显微肛瘘切除术等。这类新型的"微创"治疗手段,仍然在推广试验当中,其有效性仍需更多的临床观察来证明。

三、术后愈合

肛瘘的治疗除了术前治疗与手术根治,术后创面愈合亦是重要的环节之一。现代医学对于肛瘘术后是否需要缝合伤口仍存在争议,《结直肠外科(第 6 版)》对于标准的肛瘘手术完成瘘管切除后的流程描述为"缝合肛管的切缘、轻轻地包扎伤口";而大多数中医和部分国外学者则认为肛瘘伤口作为污染伤口在术后应当作开放伤口处理,以便于引流通畅。

在创面愈合阶段,换药至关重要。针对开放伤口,中西医的外治理念与药物均有所不同。西方医学大多运用具有消毒作用的药物进行清洁,而后于伤口外敷凡士林等药物以促进伤口愈合。祖国医学在伤口愈合初期多用红油膏、九一丹等提脓去腐药物,度过创面愈合炎症期后,再运用生肌散、三石散等药物生肌收口治疗。另外,生长因子等新型生物制剂也逐渐成为促进创面愈合的常用药物,其效果亟待进一步证明。

在创面愈合阶段,还应警惕创面的假性愈合。对于开放式创面,换药至关重要,一旦形成假性愈合就不得不进行二次切开,对患者而言增加了痛苦。因此,除在手术时就保留适当的创面形状,在伤口愈合阶段,也应随时监测肉芽的生长情况。肛瘘术后的门诊随访应当进行相当长的一段时间,直至患者伤口完全愈合。

四、个人调护

术后患者的起居调护亦是围手术期十分重要的部分。排便以排出成型的大便为最佳。不论哪种形式的手术,都应避免排泄稀大便,这不仅不利于肛门括约肌的锻炼,更有再次感染的可能。因此,术后应以清淡、营养为饮食的主要选择。

术后适当的运动也是必不可少的,伤口愈合阶段应坚持每天缓慢步行,能够增加伤口血供,加速创面愈合。注意长时间对伤口的挤压和摩擦易导致血肿的形成,可能产生再次手术的风险,并导致创面的不良愈合。剧烈运动与大幅度的蹲起动作也是不适宜的行为,过大的张力易破坏初愈的伤口,增加出血风险,延缓伤口愈合。

参 考 文 献

[1] Gottgens K W, Smeets R R, Stassen L P, et al. Systematic review andmeta-analysis of surgical interventions for high cryptoglandular perianal fistula. International Journal of Colorectal Disease, 2015, 30(5): 583-593.

[2] Parks A G, Gordon P H, Hardcastle J D. A classification of fistula-in-ano. British Journal of Surgery, 1976, 63(1): 1-12.

[3] Steele S R, Kumar R, Feingold D L, et al. Practice parameters for the management of perianal abscess and fistula-in-ano. Diseases of the Colon & Rectum, 2011, 54(12): 1465-1474.

[4] 郑德,汪庆明,何铮,等. 对口切开旷置结合垫棉法治疗高位复杂性肛瘘的疗效评价.上海中医药杂志,2012,34(5): 65-67.

[5] Shanwani A, Nor A M, Amri N. Ligation of the intersphincteric fistula tract (LIFT): a sphincter-saving technique for fistula-in-ano. Diseases of the Colon & Rectum, 2010, 53(1): 39-42.

[6] 瞿胤,杨巍,郑德,等. 不同浓度及熏洗时间的促愈熏洗方对肛瘘术后并发症的影响.世界中医药,2013,8(12): 1417-1419.

第三章　肛瘘的手术方法

第一节　肛瘘切开术

一、概念

肛瘘切开术是指沿瘘管走向,由外口至内口完全切开瘘管壁的皮肤及皮下组织,打开瘘管,再加以清刮腔内坏死组织及肉芽的术式。

二、适应证

低位肛瘘包括瘘管通过外括约肌皮下层与浅层之间,或通过外括约肌浅层与深层之间,其管壁纤维组织不多者,均可采用。黏膜下瘘或肛管皮下瘘。在多发性肛瘘患者,为了减少肛管周围组织的缺损,侧支瘘管或较小的瘘管适用切开术。配合挂线疗法治疗高位或复杂性肛瘘。

三、禁忌证

伴有急性感染或积脓时,需先控制感染。

四、操作过程

1. 探查内口

观察外口的位置和形态,估计瘘管的走向和深浅。如瘘管弯曲或有分支,探针不能探入内口,则由外口注入1‰亚甲蓝或过氧化氢溶液少许。如仔细探查仍不能找到内口,可将疑有病变的肛窦作为内口处理。

2. 切开瘘管并充分切除边缘组织

瘘管切开后应检查有无支管,如发现也应切开。一般不需要将整个瘘管切除,以免创面过大。

五、手术要点

1. 肛瘘手术成功的关键

(1) 正确找到内口,一般在探针穿出内口时,如不出血,证明内口位置准确。

（2）切开或切除全部瘘管，包括主管、支管和交通管。

（3）正确处理好括约肌与瘘管的关系。

（4）术后创口引流通畅。

2. 肛管括约肌切断问题

术中应仔细摸清探针位置与肛管直肠环的关系，如探针在肛管直肠环下方进入，虽全部切开瘘管及大部外括约肌及相应内括约肌，由于保存了耻骨直肠肌，不会引起肛门失禁。如探针在肛管直肠环上方进入直肠（如括约肌上肛瘘、括约肌外肛瘘），则不可做瘘管切开术，应行挂线疗法或挂线分期手术。第 1 期将环下方的瘘管切开或切除，环上方瘘管挂上粗丝线，并扎紧。第 2 期待大部分外部伤口愈合后，肛管直肠已粘连固定，再沿挂线处切开肛管直肠环。

若肛门括约肌已造成损伤，首先分度，不同损伤情况下大致的处理原则：单纯肛门括约肌损伤且未延误时机时应行早期肛门括约肌修补术；明显的复合损伤伴微小肛门括约肌损伤，应行后期修补肛门括约肌，且不用粪便转流造口；明显的复合损伤伴大的肛门括约肌损伤，应行延期肛门括约肌修补，且须用造口转流粪便；无明显的复合损伤但肛门括约肌损伤已延误治疗，伴有明显局部炎症水肿时，应行延期修补肛门括约肌，且须用造口转流粪便。

六、术后处理

1. 术后更换敷料

创面较大者，可延迟 48 h 后更换敷料，减少创面出血情况。

2. 每日检查创口，避免切缘粘连而致引流不畅

创面肉芽组织应由底层向外生长，观察止血结扎线活动度，以防埋入肉芽中。

3. 在肛瘘治疗的全过程中，换药是重要一环

换药主要是密切观察创口的变化，及时处理，并非单纯更换敷料。因此应注意下列几点：① 换药时应询问患者有无自觉症状，如发热、疼痛等，是否与创口有关；还要结合创口，判断是否相符。否则应查找原因，进行处理。② 注意创面肉芽组织生长是否健康，是清洁鲜红，还是紫红色，有无水肿等。③ 创面有无分泌物，并观察稀稠度及颜色，压迫创口周围有无继续流出分泌物。④ 创缘皮肤有无内翻、压迫创口造成引流不畅。⑤ 在治疗的中后期，应特别注意创口有无粘连及假道形成。如出现创缘皮肤有凹陷性水肿，大多数由残余管道或感染化脓所致。⑥对高位肛瘘定期做直肠指检，了解底部肉芽生长情况。⑦发现问题，及时处理。

七、并发症

1. 出血

常由于血管回缩而未予及时结扎所致。可暂时用纱布填塞，加压包扎。CD 患者长期营养不良有一定出血倾向或肛瘘所累及的括约肌较多，这种情况下还是有一定的出血风险。

如出血未能停止,可在局部麻醉下缝合止血;仍不止血者,入手术室手术止血。

2. 肛门失禁

此系严重并发症,多由于切断了肛管直肠环,或者部分切断,而致肛门完全失禁或部分失禁,应予以手术修补,功能重建。

3. 肛门瘢痕挛缩变形

一种是因肛瘘创口大而深,靠近肛缘组织切除过多过广,发生创缘塌陷,愈合后瘢痕收缩发生肛门变形。另一种是手术时切断肛尾韧带后,肛门向前移位,改变直肠与肛管的角度。

4. 创口生长缓慢

若肛瘘创口大而深,生长慢是正常的。若生长过于缓慢,要考虑以下因素:① 患者有其他疾病,如糖尿病、结核病等;② 创口内有异物存留,如丝线、敷料等;③ 换药不当,处理欠及时,造成创口粘连及假道形成,甚至创口感染。

第二节　肛　瘘　切　除　术

一、概念

肛瘘切除术是指沿瘘管走向,由外口至内口完全剔除瘘管组织,不保留瘘管壁,与切开术大体相同,不同之处在于肛瘘切除术将瘘管全部剔除直至健康组织。

二、适应证

管道较纤维化的低位单纯性及复杂性肛瘘,管道走行方向均在肛管直肠环以下。配合挂线疗法治疗高位肛瘘。

三、禁忌证

高位肛瘘不宜行切除术。

四、操作过程

用组织钳夹住外口的皮肤,切开瘘管外口周围的皮肤和皮下组织,再沿探针方向用电刀或剪刀剪除皮肤、皮下组织、管壁、内口和瘘管周围的所有瘢痕组织,使创口完全敞开。经止血后,创口内填以止血敷料。

五、手术要点、术后处理、并发症

同肛瘘切开术。

第三节　肛瘘挂线术

一、概念

　　肛瘘挂线的手术方法,指用药制丝线、医用丝线、橡皮筋等材料,缠扎患病组织,利用"挂线"的紧箍力,阻滞气血、经络,使局部组织坏死,以剖开瘘管或窦道,治疗肛瘘及各种窦道的方法。同时挂线还起到引流、标志的作用。目前挂线疗法广泛用于高位肛瘘和肛周脓肿的治疗中,经临床验证,挂线术能取得较好的疗效,成为祖国医学的一个特色疗法。在国外,挂线术也有较长的历史。美国结直肠外科医师学会肛瘘和肛周脓肿治疗指南(2003年修订)中介绍挂线也可以用于分期切开瘘管,也可以作为标志。

二、适应证

　　高低位肛瘘、复杂性肛瘘,有原始内口及疑似内口。肛瘘外口距离肛缘较远,外口多,窦道互相通连。炎症反应重,以至于直肠下端狭窄。克罗恩病肛瘘患者手术的主要适应证是肛周存在肛门直肠周围脓肿不宜药物治疗者,或需内科药物保守治疗但肛门直肠周围脓肿存在者。

三、禁忌证

　　如若伴有急性感染或积脓时,需先控制感染,择期手术。如患者身体虚弱,气血不足,亦不可挂线,如《医门补要》中讲虚人不可挂线,易成痨不治。另外,如"串臀漏,蜂窝漏,二症皮硬色黑,必内有重管,虽以挂线依次穿治,未免为多事"在临床实施挂线术时,应当择情选择。

四、挂线的材料

　　1. 药线

　　主要是指丝线药线,根据药液的不同,主要有腐蚀、止血及止痛的作用。药线以是否含有白砒和明矾分为两大类:一是药物组成不含有白砒和明矾,以《外科正宗》《医宗金鉴》为主要代表,其药线的主要组成为芫花等;二是药物组成以白砒和明矾为主,以《外科大成》为主要代表,药线中起到祛腐拔毒功效的主要还是白砒和明矾。

　　2. 橡皮筋

　　橡皮筋是目前用来切割挂线最常用的材料。橡皮筋挂线法也是从药线挂线法发展而来的,主要是取其能自动收紧的特点。缺点是只能靠橡皮筋的钝性勒割作用,且加重患者的疼痛,不能腐蚀坏死纤维组织,没有除菌,帮助内部肉芽组织生长和创面愈合的作用,无法减少出血。

五、作用机制

1. 引流

药线或橡皮筋在瘘管中能起到使内部脓液流出的作用,使肛瘘得到引流,促进炎症控制及伤口的愈合。引流作用是挂线疗法的基本作用之一,传统的手术治疗因为创面不愈合及肛门失禁而充满争议,因此使用挂线疗法尤为合适。

2. 切割

利用重力或者橡皮筋的弹力可以缓慢持续地对肛门肌肉产生压力,使局部慢性缺血、坏死,使肌肉和组织脱落,达到缓慢切割的作用。慢性切割后的组织炎性粘连是挂线治疗的最重要的作用。

3. 标志、定位

使用挂线可以标志出瘘管和内、外口的关系,定位瘘管具体走向,并能为分期处理瘘管、切开已纤维化的括约肌提供准确的位置。

六、挂线的分类

挂线的分类有很多种,① 按照挂线的力度:实挂和虚挂;② 按照挂线的深度:高挂、中挂、低挂;③ 按照挂线的数量:单线、双线;④ 根据临床应用:挂线、拖线、浮线、引线等多种使用方法;⑤ 根据挂线力度方向:非定向挂线和定向挂线。其中实挂和虚挂为最常用分类方法。

1. 实挂

实挂即切割挂线,是利用挂线的弹性张力缓慢切割括约肌,切割后括约肌两断端不分离,从而达到治疗肛瘘而又尽量保护肛门功能的目的。切割挂线在高位肛瘘的治疗中具有重要的价值。适用于肛瘘的主管道贯穿外括约肌深部和耻骨直肠肌以上的高位肛瘘,包括骨盆直肠间隙瘘和高位直肠后间隙瘘等。实挂又可有以下几种分类。

(1)低切高挂法 低位瘘管切开,高位瘘管挂线,避免了单纯挂线剖开全部组织的痛苦,缩短了疗程。该法具有无肛门失禁、肛门移位、狭窄、黏膜外翻等后遗症的优点,是目前临床疗效确切的方法,被普遍应用(图3-3-1,彩图35)。

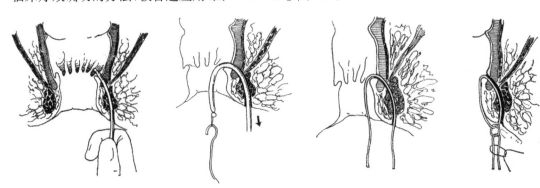

图3-3-1 挂线示意图

（2）切挂部分缝合术 找准内口、瘘管的行径与数量，支管切开，搔刮坏死组织，切除管壁，做全层缝合，内口切开，主管行半切开，经肛管直肠环挂线。该法优点在于通过缝合缩短疗程，有效维护肛门的正常形态与功能。缺点在于因管道深在，缝合张力较高，术后可残留无效腔从而继发感染。

（3）同期多侧挂线法 该法用于两个及以上瘘管，且主管道深及肛管直肠环以上的高位肛瘘。于术中同期将肛管直肠环的内口，以双根橡皮筋挂线。根据瘘管的深浅程度的不同，橡皮筋结扎紧度也各有差别。

（4）切开挂线旷置术 该手术方法，重在清除原发内口，对其上端形成的瘘管采取潜行扩创并予剥离，保持创面引流通畅。将线挂置于齿线上瘘管中下部，减少切割组织。

（5）切挂对口引流术 确定主要管道后于肛门正中后缘做人工切口与主管道相通，齿线下切开，齿线上结扎，取出支管坏死组织，放置引流线，保证引流通畅。

（6）定向挂线术 通过在挂线捆扎组织的内下方垫入垫片，以改变捆扎组织两侧橡皮筋的压力面积来产生压强差，形成自上而下的定向切割作用力，导致不同的切割速度和距离以达到定向切割的目的。周青等分析了切割挂线的来源、机制，指出目前通行切割挂线疗法受力方式是以四周向中心慢性勒割的受力方式，传统挂线疗法由上向下利用重力进行定向切割的作用消失，这样疼痛较剧烈。他们介绍的方法是挂线垂直于切口，避免肛门变形，在挂线的内侧、下侧都需垫入棉垫。这样由深到浅层的切割速度将快于由浅层到深层的切割速度，从而达到定向切割的作用。挂线切割最重要的是解决感染的内口，彻底切除感染的肛隐窝。

2. 虚挂

虚挂即引流挂线。虚挂分为以下两类。

（1）长期引流挂线 在克罗恩病肛瘘患者和艾滋病患者伴发的肛周脓肿和肛瘘应使用长期挂线引流，可预防复发性脓肿的形成。高位肛瘘有手术切开引起肛门失禁风险大者，应长期引流挂线术治疗。

（2）短期引流挂线术 有学者使用短期引流挂线术治疗高位复杂性肛瘘，切开内括约肌，开放肌间隙，找出原发瘘管，用1号线作为挂线引流，从而预防复发性脓肿的形成，6周后拆除挂线。

此方法经临床验证复发率较高，临床运用需谨慎。Ege等采用松弛挂线法治疗高位复杂性肛瘘患者128例，有52.3%的患者在1个月以内痊愈，其余患者在3个月内也完全愈合，随访1年，有2例患者复发。Galis-Rozen等采用虚挂线法治疗复杂性肛瘘针对有或无CD患者，结果显示没有CD患者的远期肛瘘复发率高，且CD伴肛瘘患者使用虚挂线法不但能有效地预防脓毒血症发生还能减少肛门失禁的发生率。Kristo等采用改良虚挂线法治疗高位复杂性肛瘘，研究结果显示能有效地改善肛门舒适度，提高生活质量。Kelly等对200例肛瘘患者采用虚挂线法，术后随访3年，研究结果显示96%的患者能很好地耐受虚挂线法，疼痛较实挂线法明显减轻。

虚挂线法虽然有再次复发肛瘘的风险，但是患者总体痛苦小，生活质量高，是一种安全可靠的手术方法。

七、关于术后紧线的管理

1. 紧线的时机

肛瘘术后对于挂线何时紧线,没有一定的金标准,根据伤口大小、深浅、生长速度、患者的耐受力及对肛门功能和缺损程度进行综合考虑选择紧线时间。

2. 紧线的方法、频率

紧线的速度及频率要严格结合创面的大小、深浅、挂线部位的高低和患者的耐受力,决定紧线量的多少,否则达不到治疗的最佳效果。在古代医术中所谈及紧线方法:"每日早将线洗净,约日长五分,仍要收上止留一寸,线穿七日,线下三寸之余僻处补完"(《医统大全》);《疡科荟萃》云:挂线后"待明日解开,又收紧些,仍缚一蕊,莫令宽,日日如此,落线后,以生肌合口"。一般可以遵循"少量多次、多次少紧"的原则。具体来讲,一般 3~4 天紧线一次,每次紧线 0.5~1 cm,原则上不宜紧多,避免形成较深的缺损,造成肛门功能受损、失禁的可能性。

3. 紧线的时间

挂线疗法的后遗症发生率,主要与紧线时间长短相关。紧线时间短,则容易发生肛门失禁;紧线时间长,则不易有此后遗症。《古今医统大全》指出:"线落日期,在疮远近,或旬日半月,不出二旬。"现代研究表明一般挂线时间不得少于 2 周。

4. 紧线的注意事项

(1) 有两处及以上挂线的,应分期紧线,一线落后再紧另一线。

(2) 紧线量尽量与创面生长速度相一致。

(3) 每次换药应当检查挂线的活动性,防止肉芽包埋、粘连。

(4) 创面肉芽生长过快,应当予以修整,保持伤口引流通畅。

八、评述

挂线术是我国古代医家智慧的结晶,如定向挂线(古代挂线术采用铅锤、纽扣等物品,挂入的组织单向受力,肛瘘深部管壁组织优先勒割切断,使肉芽组织由深到浅逐步长出)。现在我们常用的橡皮筋挂线法则是双侧受力,同时勒割的不仅是深部瘘管,还包括浅层瘘管。定向挂线和非定向挂线的异同、优劣有待进一步的临床验证。古代挂线术所使用的线为丝线,加入芫花根等药熬制而成,因此挂线对瘘管产生的作用除力学上的慢性勒割外,还包括了药物的化学作用,需要今后的深入研究。

第四节　肛瘘对口切开旷置术

一、概述

对口切开旷置术以分段清除瘘管为核心理念,在外口处作圆形切口清除就近瘘管后,在肛缘与齿线之间再做一切口,清除附近瘘管,最后在内口处做一"V"形切口,清理靠近瘘管,从而达到彻底清除瘘管,又尽可能地保护肛门功能、外形的目的。

二、适应证

适用于CD非活动期合并肛瘘患者,同时肛瘘瘘管走形长于5 cm且(或)低位马蹄形肛瘘。

三、禁忌证

瘘管较短性肛瘘;CD活动期、UC、结核或放线菌感染等所致的特异性肛瘘;合并直肠癌、直肠息肉者;形态及功能异常者;合并其他严重慢性疾病患者。

四、手术步骤

(1) 将瘘管分成几段进行隧道式切除,以外口为中心做一直径2～3 cm的圆形切口,沿瘘管走行,潜行分离瘘管组织与正常组织,将瘘管条索游离,保留瘘管上方的皮肤及正常皮下组织,若为弯形瘘管在转折处加一切口。

(2) 然后在肛缘与齿线之间做一直径2～3 cm的近端切口,将剥离的瘘管组织从近端切口拉出沿瘘管方向继续剥离,至肛管直肠环上方,然后用刮匙搔刮剩余的瘘管管壁和炎性组织,将内口修剪成口宽底小的V字形(彩图36)。

五、注意事项

(1) 旷置范围的界定　　肛瘘内、外口之间皮肤和正常皮下组织的保留长度应大于或等于肛瘘外口与肛缘距离的1/2。

(2) 棉垫体积的界定　　棉垫的长度应不小于内、外口之间距离的2/3;宽度应不小于皮下空腔的宽度;高度5 cm左右的棉垫用力折叠后的高度应小于2 cm;大于2 cm者应重新制作并固定棉垫。

(3) 垫棉疗法时间的界定　　应至肛瘘内口创面愈合,即临床治愈为止。

(4) 分段　　根据瘘管具体走向选择分段。

(5) 外口切口　　大小形状应适宜,过大不利于创面愈合,过小易引流不畅。

六、术后处理

嘱患者2周内避免剧烈活动,结合垫棉换药。

七、国内外应用概述

郑德等将60例高位复杂性肛瘘患者随机分为两组。治疗组30例采用对口切开旷置结合垫棉法,对照组 30 例采用切开挂线法;术后当天、术后第 2、7、14 天的疼痛、渗液和发热情况并予评分;同时进行肛门压力检测。结果表明治疗组术后疼痛、发热、渗液的改善优于对照组($P<0.01$);治疗组创面平均治愈天数少于对照组($P<0.01$);两组术后随访直肠静息压和肛管静息压,组间比较有显著性差异($P<0.01$)。结论得出对口切开旷置结合垫棉法治疗高位复杂性肛瘘能减少术后并发症,缩短疗程,较好地保护肛门功能。

八、评述

该手术尽可能减少创面范围,符合微创理念,尤其适用于瘘管较长的肛瘘患者;术中做“V”形切口,不仅便于术后换药,且能有效防止假性愈合;对内口、瘘管进行了彻底的清除,大大降低了复发的可能性;尽可能地保留肛周的皮肤,为术后恢复愈合的支架,肉芽组织生长能够按照肛门周围结构的原始形态塑形进行,避免肛周结构变形。

第五节 肛瘘的药线脱管法

一、概述

药线脱管法是根据药线的引流作用来治疗肛瘘的一种方法。其将化腐生肌的中药置入管内,使瘘管与瘢痕腐烂脱落,形成新鲜创面而愈合。此法首见于《太平圣惠方》,又名纸捻,记载了将砒溶于黄蜡,捻为条子,纳窍中治疗肛瘘的方法。

二、适应证

适用于瘘管细小,内口单一,无感染者。低位肛瘘成功率高。

三、禁忌证

复杂性肛瘘、炎症感染期肛瘘。

四、操作过程

截石位肛门常规消毒,瘘管用生理盐水或过氧化氢溶液冲洗干净,取脱管棒从外口在瘘管内沿瘘管走行,插入至内口又不以超出内口为度,再将多余药棒剪断,与外口相平,外盖灭菌敷料固定,防止药棒脱出,隔日更换药棒一次,至瘘管壁坏死,与周围组织分离脱落,用过氧化氢溶液冲洗干净为止。再改换生肌棒,插法同脱管棒,每日更换一次,至瘘管逐渐变细而浅、瘘管与外口闭合为止。

五、注意事项

药线脱管法的主要作用取决于药物的使用,而药线在临床医生手中各自有各自的见解及配方。虽各有特点但大多都含腐蚀性矿物质药物,临床运用应观察其毒副作用。

换药时运用具有腐蚀作用的药捻,应在见到"围口"出现后即停止再用。用之稍久,极容易产生肛周湿疹,不仅导致伤口日久难愈,还增加了病患的痛苦。

使用糜蛋白酶药捻,基质最好不要常规使用红油膏,宜使用凡士林,红油膏中的升丹易使糜蛋白酶变性失效,糜蛋白酶本身是一种很好的祛腐生肌药物,具有分解组织蛋白的作用。

六、研究进展

中药捻红升丹中含有朱砂、雄黄、火硝、白矾、皂矾、水银等成分,具有拔毒祛腐,生肌长口的功效。金黄膏中含有黄连、黄柏、黄芩、大黄、黄芪、郁金、甘草、龙脑等成分,具有解毒消肿、生肌止痛的功效。生肌散中含有血竭、乳香、没药、冰片等成分,具有化腐生肌、解毒止痛的功效。陈氏脱管散是陈氏家传方,由江子油、穿山甲、僵蚕、芫花、三七、雄黄、川乌、白及等组成,具有止血止痛、解毒、消肿化腐排脓、收敛生肌等功效。

七、评述

药线脱管法历史悠久,具有使用简便、对瘘管周围正常组织损伤小等优点,但因复发率高,故而近年来已被弃用。

第六节　肛瘘拖线术

一、概述

拖线疗法化裁于古法挂线术与药线脱管法,并借助祖国医学药线引流、腐脱新生的理论,将主管拖线,应用于治疗单纯性肛瘘,支管拖线法应用于复杂性肛瘘,通过合理处理内口,管道拖线达到治愈肛瘘,避免过多损伤肛周组织,临床取得了初步的成效。

二、适应证

主管拖线法适用于单纯性肛瘘;支管拖线法适用于多支管、脓腔、马蹄形复杂肛瘘、非活动性的克罗恩病肛瘘。

三、禁忌证

① 原有肛门部手术或外伤史；② 患有急慢性腹泻或肛周湿疹等肛周皮肤病者；③ 患有心脑血管病、血液病糖尿病、恶性肿瘤等疾病；④ 妊娠和哺乳期妇女；⑤ 术前或术后发现存在潜在空腔。

四、操作过程

（1）以银质球头探针自肛瘘外口处探入，如外口暂时闭塞可以稍做切开，外口切开的宽度一般为瘘管长度的 1/3 为宜，以尽量保存肛管皮肤为原则，左手食指放入肛管直肠内协助探查。

（2）探明内口位置后，将银质球头探针从内口穿出，贯通内外口，以挂匙清除内口及管道内坏死组织，如管壁较厚者，可予以部分剪除。

（3）用银质球头探针将 10 股医用 7 号结扎线引入主管道内，10 股丝线两端打结，使之呈圆环状。放置在瘘管内的整条丝线，应保持松弛状态。

（4）对于通向两侧的支管或支管较大呈空腔者，在支管末端向外根据肛门部皮纹走向做圆形隧道式开窗切口，切口应大于管腔横断面，大小以引流通畅为标准。以弯钳作钝性分离，如管壁厚者可予部分剪除。

（5）刮匙充分搔刮管道后，将 10 股医用 7 号结扎线引入主管道内，方法同（3）。

（6）多个支管可采用上述方法逐一处理。对于管道过长者，可采用分段拖线的方法。

（7）检查手术区有无出血点后，常规包扎固定。

术后采用分批撤线法撤出丝线。① 基本原则：每两天撤线一次；② 分批撤线步骤：第一次拆 5 股，第二次拆 3 股，第三次拆 2 股。自撤线开始，肛管内放置消毒纱布 1/2 块，肛门周围配合垫棉压迫法，至创面愈合。

五、注意事项

合理掌握拖线时间，一般为 10～14 天，以管壁化脱，坏死组织和分泌物引流干净为度，配合压迫法的应用。拆除引流线后，需配合压迫法，借用压垫之持久力，使管道前后壁贴合，最终使管腔粘连闭合。

六、评述

拖线法可以最大程度的减小复杂性肛瘘手术对括约肌的损伤范围。与传统的切开挂线法相比，该术式的术后并发症更少，对于肛门的保护作用更好。众多研究表明，使用该术式后，患者的术后恢复时间得以大大缩短，同时由于拖线的存在，能够辅助创面分泌物的排出，使术后的管腔保持引流通畅,防止局部炎症的再次产生,保证创面愈合的微环境稳定。但该术式对医生术后换药的经验要求较高,术后需根据患者创面愈合情况分批撤线,若未能及时撤线,或在日常换药中不注意清理丝线,对创面的愈合可能产生一定影响。目前该术式在单纯性肛瘘的治疗中已得到较多应用,由于该术式操作简便,术后并发症少,愈合时间短,治愈率相对较高,在未来可更多地应用到复杂性肛瘘的治疗中。

第七节 肛 瘘 栓 术

一、概述

肛瘘栓(anal fistula plug,AFP)是应用现代组织工程学技术将异种或异体组织进行组织固定和诱导、蛋白修饰和改性,最后保留以胶原蛋白和弹性纤维等细胞外基质为主的生物支架,具有修复人体软组织作用的一种生物材料。肛瘘栓术是肛瘘栓以细胞支架的形式移植瘘管,为细胞生长提供空间和场所,诱导和调节细胞的生长、分化、代谢,自身细胞在这一生物支架上生长繁殖,新生细胞,又分泌新的细胞外基质。与此同时,置入体内的生物基质被动降解,降解产物被正常组织吸收改建,从而对受损组织进行修复。肛瘘栓术通过填塞瘘管对肛瘘进行治疗,具有微创、痛苦轻、疗程短,以及不损伤肛门功能及外形的优势。

(一) 材料分类及特点

肛瘘栓的材料目前根据组织来源分为两种,以真皮脱细胞基质(acellular dermis matrix,ADM)、羊膜、硬脑膜为代表的同种异体材料,还有以猪小肠黏膜下层、牛马心包、牛腹膜等为代表的异种异体材料。材料的主要成分为蛋白质,通过诱导干细胞进入生物补片,使其分泌细胞外基质,逐步替代降解的植入物。目前临床上以真皮、小肠黏膜下层(small intestinal submucosa,SIS)、心包为常用材料,三者各有其特点:① 组织构成上,SIS 的细胞外基质三维网状支架结构是由 Ⅰ、Ⅲ、Ⅴ 型胶原纤维构成,此外,还包括黏蛋白、氨基葡聚糖等糖类和生长因子等。ADM 的细胞外基质三维网状支架结构由 Ⅰ、Ⅲ、Ⅳ、Ⅶ 型胶原纤维和弹力蛋白、层黏蛋白和氨基葡聚糖等糖类构成;心包的胶原成分主要是 Ⅰ 型纤维,其他主要由脂质、糖类构成。② 结构特征上,SIS 中胶原纤维层状分别,主要分为两群,分别与小肠长轴方向呈 28° 交叉;ADM 胶原纤维排列无特定规律;心包内胶原纤维呈水平层状分布,层数达 20 层以上,且每层间纤维主要方向 30° 或 90° 交叉叠置。③ 生物力学上,三者都具有体壁修复的轻度,相对而言,在同等厚度时心包的强调最高,SIS 的弹性最好、平均孔隙率最大。ADM 和心包在体内完全降解至少需要 9 个月,而 SIS 完全降解 4 个月即可完成;SIS 植入后 2 周左右修复区强度降低约 45%,1 个月后强度回复到初始水平,之后逐步升高,3 个月时达到稳定。ADM 植入后 1 周内稍高,2 周左右降至初始强度的 80% 左右,2 个月后恢复到初始强度,其后强度逐步升高至 6 个月时达到稳定;心包修复区强度较稳定,先缓慢轻度降低再缓慢升高,达到稳定也至少需要 6 个月,最终强度相对于其他修复区稍低;SIS 植入后引起的炎症反应水平最低,心包最高。

(二) 作用机制

肛瘘栓的作用机制目前尚不明确,目前有人推崇机械屏障机制,即肛瘘栓植入机体后,在局部形成一层物理屏障,阻断细菌、感染物的入侵,且生物补片填充瘘管后,防止瘘管局部组织黏连,有效防止假性愈合。也有人认为肛瘘栓是以胶原蛋白和弹性纤维为主的三维网状框架结构,置入人体后可诱导组织再生,肉芽及毛细血管生长、爬行,促进组织生长。

二、适应证

目前最理想的适应证是经括约肌肛瘘。也可应用于肛门阴道瘘,虽然瘘管越短失败率越高,但对肛门阴道瘘的治疗也算是多了一项选择。亦可用于括约肌间肛瘘,主要适用于传统切开术术后引起肛门失禁可能性较大的肛瘘患者,以及炎症性肠病或进行过会阴部放疗的患者。克罗恩病肛瘘患者手术的主要适应证是肛瘘经长期拖线引流后,肛周无明显感染及脓肿形成,活动期 CD 已控制。

三、禁忌证

有持续脓肿存在的肛瘘;伴感染的肛瘘;对肛瘘栓过敏的患者;不能明确内口、外口的患者。肛周脓肿、感染未进行有效控制的 CD 合并肛瘘者,以及活动期肠内及肛周 CD 未有效控制的患者不宜采用该项手术。

四、操作过程

若有脓肿或者感染时先采用挂线疗法 6～8 周,待瘘管成熟、稳定后行肛瘘栓术。

利用探针明确瘘管内外口位置及瘘管走行。根据瘘管长度、直径修剪在盐水浸泡 2 min 后的肛瘘栓,在修剪好的肛瘘栓尖端系上一探针,将肛瘘栓自内口拉向外口,填充瘘管,修剪内口处多余的肛瘘栓材料,以 2 - 0 可吸收缝线将肛瘘栓材料缝合固定在内口黏膜下层以下以封闭内口。对外口处肛瘘栓材料进行修剪,使其低于周围皮肤,外口开放不缝合。

五、注意事项

(1) 术前明确内口及瘘管走行,确认内口、瘘管是手术的首先关键。

(2) 彻底清除内口及瘘管,对肛瘘内口进行切开或切除及对内口进行各种形式的封闭或填塞。

(3) AFP 置入瘘管之前需用 0.9％生理盐水浸泡 1 min,根据瘘管直径及长度,修剪合适大小生物补片,裁成 0.5 cm 左右条状,卷起,由丝线带入瘘管,使 AFP 与瘘管管壁紧密贴覆而无张力,使局部肉芽组织能尽可能早的分泌细胞外基质,逐步替代降解的植入物,提高手术成功率。

（4）AFP 固定时用 2-0 可吸收线缝合固定在内口黏膜下层以下，以 AFP 不滑脱为宜。外口处修剪多余的 AFP 组织，不缝合，有利于引流。

六、术后处理

嘱患者 2 周内避免剧烈活动、久坐久站，防止肛瘘栓移出；术后 1 周内需每天换药，换药时需挤压瘘管，排除渗液，记录分泌物的色、量、质，肉芽组织的颜色及生长速度，生物补片的降解情况及其对周围组织的影响；术后创口引流 2～3 周；术后常规应用抗生素 3～5 天，预防创口感染；保持排便通畅；无须坐浴。

七、研究进展

1912 年 Elting 首次提出封闭内口以治疗肛瘘的思想，1995 年 Livesey 等将这一设想研制成。2005 年，COOK 医用膜公司的肛瘘栓得到批准上市，成为美国第一个可以用于治疗肛瘘的商业性肛瘘栓。根据以往的文献报道，应用纤维蛋白胶治疗肛瘘的愈合率从 14％～90％不等，其复发率在 15％～86％之间，总体疗效不甚满意。

八、评述

AFP 术式中将 AFP 固定于内口黏膜下层，利用其较强的抗拉力和机械屏障作用，抵抗肠内高压，切断感染源头的同时消除肠内容物再次进入瘘管的可能性；利用探针的引导，用刮匙清理瘘管，保留正常组织，利用 AFP 填塞瘘管，诱导周围组织爬行和生长，使空腔逐渐填平；尽可能地保留肛门括约肌，将创面最小化，保护肛门的形态及功能，术后换药方便，愈合时间短。但术后肛瘘栓易移出，大大增加了手术失败的风险。

第八节　肛瘘的生物蛋白胶封堵术

一、概述

生物蛋白胶，又称纤维蛋白胶或纤维蛋白封闭剂，是一种由人血或哺乳动物血中提取的多种因子组成的复合物，其主要成分为纤维蛋白原、凝血酶、凝血因子 XIII 因子和钙离子四种成分组成。还有纤维链接蛋白和少量 II、V、IX 等其他凝血因子，其作用机制是模拟人体自身凝血反应最后阶段，从而在手术中达到生物止血，封闭组织创面的目的。生物蛋白胶封堵术即将生物蛋白胶封堵肛瘘瘘管，以达止血、封闭缺损组织、防止组织粘连及促进创伤愈合的作用。该术式是现代微创外科兴起的产物，操作简单便捷。

生物蛋白胶中纤维蛋白原的浓度为正常生理状态的 15～25 倍,其凝血过程更为迅速,产生的蛋白凝块更为坚固。其原因在于生物蛋白胶中添加了纤溶抑制剂,进一步增强纤维蛋白凝块的弹性、稳定性和抗纤溶能力。稳定的纤维蛋白多聚体形成后,既填充了组织间隙的缺损,被称为创伤组织粘接的桥梁,发挥类似于细胞连接的作用;又为成纤维细胞、平滑肌细胞等间叶细胞的增殖提供了良好的基质。在伤口愈合中,催化纤维蛋白原转变成纤维蛋白,并可使蛋白 C 活化,促进创口正常愈合。

目前国外的生物蛋白胶主要来源于人的血液提取物,国内的生物蛋白胶主要来源于猪血的提取物。

二、适应证

括约肌间肛瘘、皮下肛瘘、复杂性肛瘘。克罗恩病肛瘘患者手术的主要适应证是肛瘘经长期拖线引流后,肛周无明显感染及脓肿形成,活动期 CD 已控制。

三、禁忌证

与肛瘘栓术相同。

四、操作过程

(1) 充分引流 6～8 周后,瘘管转变成直行的简单瘘管,分泌物少,肉芽组织鲜活时进行。

(2) 若有引流条,先取出引流条,用刮匙清除瘘管内分泌物,用 3-0 可吸收线缝合内口,通过注水实验确保内口已封闭。

(3) 从外口插入纤维蛋白胶注射管喷头,向管道内逆向注入纤维蛋白胶,直至封闭外口。

五、注意事项

(1) 明确内口及瘘管。

(2) 确定术前不存在急性感染,已充分引流。

(3) 彻底清除坏死组织和感染灶。

(4) 注射生物蛋白胶前确保内口已完全封闭,注射生物蛋白胶过程中轻按瘘管,使纤维蛋白胶与瘘管组织充分接触。

(5) 纤维蛋白胶凝固后可在所填胶体上方即瘘管腔口处以可吸收线荷包缝合 1 周,将胶体完全埋入管腔内。

六、术后处理

嘱患者 2 周内避免剧烈活动、久坐久站;术后控制饮食,1 周左右排便,排便后打开换药。

七、评述

生物蛋白胶封堵术操作简单安全、治愈率高、愈合时间短,受到许多肛肠医师的推崇。在临床应用过程中其疗效存在明显差异,相对于简单的低位肛瘘,生物蛋白胶封堵术没有突出优点,且生物蛋白胶封堵术对材料要求很高,另外,近几年随着临床上报道其复发和失败率的上升,不少医师已放弃使用。

第九节 括约肌间瘘管结扎术(LIFT 术)及改良 LIFT 术

一、概述

括约肌间瘘管结扎术(ligation of the intersphincteric fistula tract,LIFT)是一种肛门括约肌保留术式。根据肛腺感染学说,肛腺感染是肛瘘发生的始动因素,LIFT 术通过结扎切除括约肌间瘘管,从而切断肛瘘感染和复发的源头,不造成肛门内外括约肌的损伤,从而保护肛门功能。

1993 年,Matos 等描述了经括约肌间切除感染的肛管腺技术,即经括约肌间途径进行瘘管切除并缝合内括约肌缺损,但成功率仅 45%。2007 年,泰国的 Rojanasakul 等报道在内括约肌平面彻底切除感染的肛隐窝并将内口完全封闭成功率达 94%。根据近年来研究报道,LIFT 手术的治愈率在 40%~94%,复发率在 6%~28%。

二、适应证

适应证目前尚有争议。根据临床报道,主要用于括约肌间肛瘘;排除禁忌证后,亦可用于其他型肛瘘。

三、禁忌证

处于急性感染期或早期未完全形成瘘管的患者。

四、手术步骤

(1)用小圆刀在瘘管表面括约肌间沟做一弧形切口。

(2)在括约肌间沟处钝性分离组织,暴露瘘管后,用弯血管钳将瘘管与周围组织游离。用两把血管钳分别钳夹已游离的瘘管近内口侧及外口侧,在中间剪开。用 3-0 圆针可吸收线将血管钳处瘘管断端缝扎处理,同时切除部分瘘管组织。

（3）3-0可吸收线间断缝合关闭括约肌和分离的腔隙,再间断缝合皮肤。

（4）改良LIFT手术则从外口潜行剥离瘘管组织到括约肌间沟处,完整切除缝扎瘘管下方瘘管,括约肌间沟切口不再缝合,仍为开放性伤口,使创面引流通畅。

五、注意事项

（1）于括约肌间沟做标记,弧形切口的长度以1～1.5 cm即可。

（2）分离括约肌间沟组织时若用电刀,注意靠近外括约肌以免损伤内括约肌和直肠黏膜。

（3）术中结扎瘘管断端后,可将过氧化氢溶液分别从外口、内口注入,以验证瘘管是否完全被扎闭。

六、术后处理

同肛瘘切开切除术。

七、研究进展

Abcarian等采用LIFT治疗40例患者共41个括约肌间肛瘘,中位随访18周,痊愈率74%。Vergara-Fernandez回顾性分析了2009年1月至2013年5月的18篇文献,包括592例患者,其中73.3%为括约肌间肛瘘,平均治愈率74.9%。复发的危险因素为肥胖、吸烟、多次手术和瘘管的长度,愈合时间平均5.5周,术后平均随访42.3周,患者的满意度为72%～100%。

八、评述

括约肌间瘘管结扎术符合肛门解剖学特点,从括约肌间沟入手,关闭内括约肌侧的瘘管,形成一个原发内口到内括约肌的盲道,有分泌物可从内口排出,从而恢复肛腺的生理功能。括约肌间瘘管结扎术保护肛门括约肌,减少组织损伤。但该术式对蹄铁形肛瘘效果不佳,因此术前严格筛选患者对手术是否成功有重要意义。

第十节　肛瘘的内镜下潜行切除闭锁式引流术

一、概述

内镜下潜行切除闭锁式引流术是指在内镜引导下超声刀潜行切除瘘管,切断内口,闭合外部创面,内置双套管负压封闭引流的微创方法。术者通过内镜可以对腔内情况进行观察,精确识别瘘管解剖,通过瘘管镜识别内口,在直视下电灼瘘管壁,可以确认任何可能复发的瘘管或慢性脓肿。

二、适应证

高位复杂性肛瘘非炎症期,尤其适用于高位后马蹄型肛瘘,常规手术视野暴露不充分或损伤较大者;高位复杂性脓肿,可通过内镜放大手术视野,对脓腔进行充分清创;距离肛门较远的肛瘘,通过内镜辅助潜行切除,最大限度保护肛门的形态。

三、禁忌证

外伤所致的肛瘘;感染期肛瘘;CD、UC、结核或放线菌感染等所致的特异性肛瘘;合并直肠癌、直肠息肉者;形态及功能异常者;合并其他严重慢性疾病患者。

四、手术步骤

(1) 手术在瘘管边缘打孔,作为内镜的光源。用超声刀切开瘘管外口后潜行切除瘘管直至内口处。若无明显内口者,则将瘘管切到黏膜下层,在黏膜下将根部用可吸收线做结扎切除。若存在分支瘘管,采用隧道式潜行切除。

(2) 将瘘管彻底清创、切口充分止血后,用过氧化氢溶液、碘伏依次冲洗瘘管反复冲洗。

(3) 术中根据伤口形态选择引流管或采用负压封闭引流技术进行引流。

五、注意事项

彻底切除感染的肛腺,清除周边坏死组织,正确处理内口,保证创面引流通畅。缝合时全层缝合,不留死腔。保证负压封闭引流管道通畅。引流管拔出时间应根据伤口情况,伤口愈合良好,无感染下,基本无引流液情况下可予以拔除。若伤口出现感染迹象,则引流管应提前拔除。

六、术后处理

术后适当控制饮食,48 h 内尽量避免排便,降低缝合处刺激;以负压持续吸引,以冲洗液清澈为度;嘱患者尽可能下床直立缓行,通过体位进行引流,避免积液残留,形成新的感染源,引流管一般在引流液基本没有的情况下拔除,一般在术后 10~15 天;拔管后配合垫棉压迫疗法加速创面闭合。

七、研究进展

郑雪平等运用内镜下潜行切除封锁式引流术治疗高位复杂性肛瘘。将 58 例高位复杂性肛瘘随机分为治疗组和对照组,治疗组采用内镜下刨削术,对照组采用传统切开挂线术治疗。结果显示,治疗组 1 例缝合创面拆线后二期愈合,愈合时间 25 天,其余均为一期愈合,引流管拔除后遗留小创面,愈合时间 2～3 天。静息压和肛管最大收缩压与术前相比差异无统计学意义。对照组均为二期愈合,时间 32～86 天,因有橡皮筋持续收紧,故患者自觉疼痛较剧,VAS 评分多在 4～10 分之间。静息压和肛管最大收缩压与术前相比有显著性下降。

八、评述

内镜下潜行切除内口是一种新的创新术式,通过术后持续冲洗引流,变开放被动引流为封闭式主动引流,以达到保护肛门括约肌,维护肛门功能及缩短治愈时间,降低疾病复发率,减轻患者术后疼痛和恐惧的目的。在内镜引导下刨削刀在较小范围切开肛门皮肤,手术损伤小,对肛门功能影响也降低最低。该术式在对肛门的整体形态功能上破坏较小,即使该次手术未成功,还可考虑进行再次手术或其他手术方式。该术式采用封闭式引流,创面一直处于主动冲洗、负压吸引状态,保持创面的清洁度,有利于创面快速有效的愈合,减轻患者额痛苦,缩短住院时间。

第十一节 负压封闭引流术

一、概述

负压封闭引流术(vacuum sealing drainage,VSD)是一种处理各种复杂创面、深部引流的全新方法。

(一)作用机制

VSD 利用医用高分子泡沫材料作为负压引流管与创面间的中介,高负压经过引流管传递到医用泡沫材料,由于泡沫材料的高度可塑性,可使负压均匀分布在其表面,形成一个全方位的引流。较大块的、质地不太硬的块状引出物在高负压作用下被分割、塑形成颗粒状,经过泡沫材料的空隙进入引流管,再被迅速吸收入收集容器中。而可能堵塞引流管的大块引出物则被泡沫材料阻挡,只能附着在泡沫材料表面,在去除或更换引流时与泡沫材料一起离开机体。VSD 术有以下优势:① 封闭分压引流可减轻组织水肿及防治感染;② 封闭负压引流可在局部持久地产生负压作用,使毛细血管口径增大,增加血流量,促进毛细血管再生,促进血管内皮细胞间的连接,加速血管基膜的恢复,改善创面微循环,有利于创面愈合;③ 封闭负压引流促进创面组织各种细胞因子的表达,在结缔组织愈合修复过程中,各类炎症细胞分泌的生长因子参与其中;④ 封闭负压引流技术创伤小,灵活方便,更符合人体结构。

(二) 材料分类

1. 医用泡沫材料

医用泡沫材料是一种泡沫型聚乙烯酒精水化海藻盐泡沫敷料,色白,海绵体,质地柔软,富有弹性,抗张力强,其内密布大量彼此相通的直径为 0.2～1.0 mm 的腔隙,有极好的可塑性和透水性及良好的生物相容性。

2. 多侧孔引流管

引流时把多侧孔引流管穿入医用泡沫内,使用方便。

3. 生物透性粘贴薄膜

聚安脂透明敷料是一种具有分子阀门作用的透性粘贴薄膜。

4. 负压源

负压发生装置是最主要的组成部分,发挥主要功能。在早期的研究中已提出负压大小模式的设定为关键步骤,因此推荐使用带刻度的可调节式装置。肉芽组织的生长情况则是间断负压比持续负压更为有效。

二、适应证

主要适用于软组织损伤、皮肤缺损及高位复杂性肛瘘的创面引流。

三、禁忌证

CD、UC、结核或放线菌感染等所致的特异性肛瘘。

四、手术步骤

(1) 彻底清除创面的感染坏死组织,充分暴露无效腔。

(2) 根据创面大小、形状修剪医用泡沫敷料,创面过大者可用多块材料;用血管钳在修剪好的泡沫敷料内,穿入引流管的多孔段,确保所有侧孔完全包裹在泡沫敷料内,以防堵塞引流管。

(3) 将带引流管的敷料填入创面,与创面充分接触后对创面进行全层缝合,不留空隙,擦干创面周围皮肤,用粘贴薄膜密封整个创面。

(4) 根据需要,用三通管将所有引流管合并为一个出口,将负压装置与引流管接通,开放负压装置保持负压引流状态,负压有效的标志是填入的 VSD 敷料明显瘪陷,薄膜下无液体积聚。

五、注意事项

(1) 对有明显适应证的患者尽可能早地使用。

（2）尽可能清除坏死组织。创面彻底止血。

（3）配合抗感染治疗。

（4）注意患者酸碱、水电解质是否紊乱，加强患者全身营养。

六、术后处理

密切关注负压状况，若发现负压失效，需及时处理，保持创面处于负压引流状态；嘱咐患者经常更换体位，用垫圈、被子等将引流局部垫高，防止 VSD 敷料的引流管被压迫；每天更换引流管、引流瓶，更换时切勿使引流管内的液体回流至 VSD 敷料中；引流 5～7 天，无分泌物时揭去粘贴薄膜，取出泡沫海绵，观察创面肉芽组织生长情况，决定是否拆除 VSD 敷料，一般 5～7 天即可拆除，拆除 VSD 敷料后随即植皮闭合创面，若创面生长情况较差，则再次放入 VSD 敷料继续引流。VSD 仅为过渡阶段，术后仍需二期手术治疗。

七、评述

该封闭式负压引流术中多侧孔使创面全方位引流，创面渗出物随时被排出体外，保持创面的清洁度，抑制细菌的生长繁殖，阻止感染的扩散和毒素的吸收，有利于创面的愈合。但若患者为多瘘管型肛瘘，则引流面分散，比较耗材，同时创面过小时，亦不建议应用负压封闭引流术。

第十二节　视频辅助肛瘘手术

一、概述

视频辅助肛瘘手术（video-assisted anal fistula treatment，VAAFT）是在可视辅助系统帮助下进行，利用瘘管镜探查出瘘管数量，瘘管分支走形、深浅，内口位置，采用电极刀对瘘管进行切除，然后用直线吻合器对内口进行切除吻合。因该术式在可视下进行，对瘘管切除及内口定位较准确，对肛门周围组织侵袭小、恢复快、痛苦小。

2006 年，Meinero 等首次开展视频辅助治疗肛瘘的方法。视频辅助肛瘘手术包含了一款专门制作的瘘管设备（The Meinero Fistuloscope），其主要包括一套配套的光学通路及冲水通路及一个 80 度目镜。

二、适应证

高位复杂性肛瘘非炎症期，常规手术视野暴露不充分或损伤较大者；高位复杂性脓肿，可通过内镜放大手术视野，对脓腔进行充分清创；距离肛门较远的肛瘘。

三、禁忌证

CD、UC、结核或放线菌感染等所致的特异性肛瘘;合并直肠癌、直肠息肉者;形态及功能异常者。

四、手术步骤

首先采用外口插入软镜,软镜前端一定流速注水进入窦道以适当撑开窦道及清除污物,详细查看内外口及窦道情况。

其次在内口位置缝扎关闭内口;然后在内镜直视下重新由外口探入窦道内电灼病变组织。

最后适当牵拉内口缝扎线提起,在下方闭合器切割闭合以切除内口,检查无出血后结束手术。

五、注意事项

(1) 确保内口已完全封闭。
(2) 彻底清除窦道内的坏死组织。
(3) 注意术中是否有出血,有出血时及时处理。

六、术后处理

同切开切除术。

七、国内外应用概述

VAAFT 术能帮助术中找到内口、清除瘘管、分离括约肌,对患者来说满意度高,术后瘢痕小。

八、评述

VAAFT 术在腔镜直视下介入治疗肛瘘,不切除瘘管,降低肛门失禁风险,术后恢复快,保留括约肌,手术创伤极其微小,保障术后生活质量;通过视频辅助可探查任何可能引起复发的隐匿窦道及慢性脓肿,有效地降低复发率。但大多数肛瘘管径均较狭小,视野会极大受到一定限制。除此之外,大多数为复杂性肛瘘,如检查中有遗漏未处理,均有复发的可能,治疗上需要较多的精力及时间,且设备均较昂贵,增加了手术费用。

第十三节　直肠黏膜瓣推移术和肛管皮瓣推移术

一、概述

皮瓣或黏膜瓣推移术主要是通过将感染灶清除,使内口闭合,利用切口上方的游离直肠黏膜肌瓣或者切口下方的游离肛管皮瓣来修复肠壁的缺损,使直肠内的细菌无法进入瘘管。

二、适应证与禁忌证

皮瓣或黏膜瓣推移适用于瘘管位于肛门直肠前侧的肛瘘患者,但不适用肛瘘切开术的肛瘘患者,肛周脓肿、感染未进行有效控制的肛瘘者。

三、手术步骤

术前行机械性肠道准备。

(一) 直肠黏膜瓣推移[a]

在内口远端 0.5～1 cm 处,做宽度在 1～1.5 cm 黏膜瓣;提起黏膜瓣远端,向近端延长,长度保证黏膜瓣无张力覆盖内口;隧道式切除瘘管组织,括约肌等组织切口以可吸收线间断缝合;黏膜瓣覆盖内口部位后,将其与周围组织以可吸收线间断缝合固定。

(二) 皮瓣推移[b]

在邻近肛瘘内口部位皮肤做一 2 cm×2 cm 菱形全层皮瓣;切除内口及其周围组织;将皮瓣向肛管内推移,覆盖内口处后以可吸收线与周围组织缝合固定。缝合皮肤缺损。

四、注意事项

(1) 在进行黏膜瓣皮瓣分离时,有可能损伤黏膜下或皮下血管导致出血。注意出血风险。

(2) 对于肛瘘内口位置较高的女性患者,在处理内口和进行黏膜瓣分离时有可能引起阴道壁损伤。注意避免女性阴道壁损伤。

(3) 在手术过程中仔细操作,这些风险可以有效避免。

---

a. ① 根据患者局部情况,黏膜瓣可包括黏膜下层、肌层,甚至直肠全层,必要时包括肛周皮肤。② 肛瘘外口开放,瘘管可搔刮或置管引流。

b. ① 做全层皮瓣时,应保证皮瓣足够血供。② 切除内口注意保持与瘘管垂直。

五、术后处理

同切开切除术。

六、国内外应用概述

1991 年,最早的关于直肠黏膜瓣推移术的报道来自 Lechner,该试验通过对应用直肠黏膜瓣推移术治疗肛瘘患者 28 例进行为此随访 8.1 个月的随访,发现所有患者未再有肛瘘的症状,无 1 例复发。

七、评述

该术式能够较好地封闭内口,防止二次感染的发生,提升肛瘘的治愈率,降低复发率。由于该术式没有表皮的切口,可降低疼痛程度,且对肛门形态的改变小,术后并发症少,若需进行二次手术,患者的肛门形态基础也相对较好。但该术式目前在国内缺乏临床观察与研究,实践经验不足,亟待更多的尝试和推广。

第十四节 其 他 术 式

一、肛瘘激光闭合术

肛瘘激光闭合术主要通过手术闭合感染内口、清除感染的肛腺,并清除括约肌间段瘘管的发病关键环节,减少手术创伤,符合保留括约肌的理念,在保证治愈率的前提下,尽可能减少对肛门功能影响。2011 年,德国 Wilhelm 报道了一种新型括约肌保留术式——激光瘘管闭合术(fistula laser closure,FiLaC™)治疗肛瘘,11 例肛瘘患者,平均随访 7.4(2~11)个月,治愈率 81.8%。

1. 激光设备

采用 Leonardo 半导体激光手术系统,利用环状发射的激光,使能量均匀作用于瘘管的上皮组织,在破坏上皮细胞的同时,使瘘管组织变性、收缩闭合;因整个操作过程在瘘管内,热损伤可控(激光穿透深度限于 2~3 mm),几乎无括约肌损伤,最大限度降低失禁风险。

2. 适应证

近两三个月瘘管处于稳定期。瘘管长度最佳控制在 4 cm 左右,长度<2 cm 者不适用;瘘管孔径不宜过大,否则容易影响闭合效果。

3. 手术步骤

(1) 内口探查 肛门拉钩暴露内口可能的区域,同时从肛瘘外口注入亚甲蓝注射液或过氧化氢溶液,从而显示和定位瘘管内口。

（2）剔除坏死组织　　找到内口后,可用电刀对内口进行烧灼并沿内口向肛门方向切开0.5 cm。随后将一根引导丝从外口穿入瘘管,刮匙清理瘘管内腐败组织,用生理盐水冲洗瘘管。

（3）闭合瘘管　　用引导丝将 14F 导管引入瘘管,插入激光纤维,送至内口处,同时调试激光发射机器进入到激发状态。该二极管激光纤维可以发出 980nm 的能量,360°无死角地接触瘘管,均衡持续的传递激光能量和瘘管壁接触,用每 2 秒 1 mm 的速度慢慢从内口向外口退出,同时瘘管也立即纤维化和闭合（彩图 37）。

4. 评述

肛瘘激光闭合术不完全切除瘘管,而是通过激光精准定位,直接作用于瘘管本身,起到治愈作用,具有创伤小、疼痛轻、恢复快,即使手术失败亦不影响后继术式选择等优点。但目前临床应用开展较少,其长期疗效仍需大样本的研究进一步证实。

二、Hanley 术

Hanley 术,又称为内口引流、瘘管旷置术,主要适用于坐骨直肠窝马蹄形肛瘘,该术式仅切开肛门后方的原发病灶,切除两侧外口,对向左、向右伸展的瘘管仅搔刮,以此减少组织损伤、缩短病程。

1. 适应证

马蹄形肛瘘。

2. 手术步骤

（1）瘘管探查,用探针确定内口位置和瘘管走行。

（2）在内口周围做一外宽内窄的切口,切口深至切断内括约肌,切开肛门后间隙。

（3）脓腔、瘘管和外口的处理,搔刮脓腔,修剪瘢痕组织,瘘管不切开,以探针为引导,用刮匙搔刮瘘管内坏死组织及肉芽,然后以过氧化氢溶液和生理盐水冲洗脓腔和瘘管。

（4）将凡士林纱条从外口或后正中切口塞入瘘管和脓腔。

3. 评述

该术式具有创口小、出血少、疼痛轻、病程短的优点,但同时由于其不完全切开脓腔、瘘管,使脓腔、瘘管未得到充分显露,感染灶、坏死组织得不到彻底清除,易引发残余脓肿、硬结及残腔积血等并发症。

三、解剖学肛瘘切除术

从 1992 年起,高野正博在原 Parks 及隔越术式的基础上,发展出保留肛门括约肌的肛瘘根治术,称之为肛瘘的解剖学根治术。

1. 适应证

肛瘘管壁较明显,单个内口的肛瘘患者。该术式适用于非结核肛瘘、克罗恩病肛瘘等特殊肛瘘,全身营养状态较好者。如非上述适应证范围,可采用挂线、切开、对口引流等方法联合使用。

2. 手术步骤

（1）体位　　患者腰俞穴麻醉后取截石位,常规消毒、铺巾。

（2）探查瘘管　　扩肛，于外口注入亚甲蓝注射液，观察瘘管大小、深度、走向及内口位置。

（3）切除瘘管　　探针从外口插入瘘管，从内口穿出，沿外口做椭圆形切口，牵拉此处剥离切除全部瘘管及支管。

（4）保留括约肌　　剥离过程中注意分离保留肛门括约肌，遇有支管较长或弯曲者在主管与支管之间截断支管，先剥离主管，后剥离支管。

（5）内口缝合　　剥至内口处时连同内口及周围瘢痕组织一并切除，内口处全层用可吸收缝线关闭缝合。

（6）创面开放　　近内口的主管创面开放引流，支管创面及远离肛缘的主管创面予以一期缝合。

3. 评述

该术式的基本特征：① 不损伤括约肌，切除自肛瘘内口至外口为止的全部瘘管。② 只切除瘘管而保留以括约肌为主的正常组织。③ 对由拔管形成的创面做成向外的引流创面。④ 闭锁在肛门内产生的内口部的缺损。解剖学肛瘘切除术一方面保持肛门括约肌群的解剖学完整，不影响肛门节制功能；另一面降低复发率。

参 考 文 献

［１］　Cleary R K，Pomerantz R A，Lampman R. Colon and rectal injuries. Diseases of the Colon & Rectum，2006，49(8)：1203－1222.

［２］　段宏岩，罗成华.肛门括约肌损伤的手术选择.临床外科杂志，2015，24(4)：264－265.

［３］　朱传想，王业皇.挂线疗法治疗高位肛瘘的研究进展.中华中医药杂志，2016，31(9)：3669－3671.

［４］　周青，王艳花，陈玉根.切割挂线在高位肛瘘使用中的不足与定向挂线的提出. 结直肠肛门外科，2011，17(6)：397－398.

［５］　Kelly M E，Heneghan H M，McDermott F D，et al. The role of loose seton in the management of anal fistula：a multicenter study of 200 patients. Tech Coloproctol，2014，18(10)：915－919.

［６］　吴飞平，钱海华，曾莉.虚挂线疗法治疗高位肛瘘安全性和有效性分析.长春中医药大学学报，2017，33(3)：445－447.

［７］　谷云飞，陈红锦，史仁杰，等.保留括约肌挂线法治疗复杂性肛瘘的临床研究.南京中医药大学学报，2007，23(1)：20－23.

［８］　于庆环.陈氏药线治疗肛瘘 583 例.新中医，2003，35(4)：54－55.

［９］　郑德，汪庆明，何铮，等.对口切开旷置结合垫棉法治疗高位复杂性肛瘘的疗效评价.上海中医药杂志，2012，46(5)：65－67.

［10］　Abcarian A M，Estrada J J，Park J，et al. Ligation of intersphincteric fistula tract：early results of a pilot study. Diseases of the colon，2012，55(7)：778－782.

［11］　郑雪平，王业皇，丁曙晴，等.内镜用于高位复杂性肛瘘手术的临床研究.中国肛肠病杂志，2013，33(7)：10－12.

［12］　管步高，王业皇，周芳平，等.封闭式负压引流术治疗高位肛周脓肿的临床观察.中国肛肠病杂志，2014，34(1)：39，40.

［13］　王慧敏，王业皇，郑雪平.内镜下潜行切除闭锁式引流术治疗高位复杂性肛瘘临床研究.辽宁中医药大学学报，2012(9)：54－56.

［14］　Meinero P I，Mori. L. Video-assisted anal fistula treatment（VAAFT）：a novel sphincter-saving procedure for treating complex anal fistulas. Tech Coloproctol（2011）15：417－422.

［15］　陆宏，汪庆明，郑德，等.对口切开旷置垫棉法结合高位松挂线术治疗高位复杂性肛瘘的临床观察.上海中医药大学学报，2014(2)：41－43.

［16］　Lechner P. The mucosal sliding flap in the treatment of supra andhigh trans-sphincteric anal fistula.Chirurg，1991，62(12)：891－894.

下篇　肛门直肠周围脓肿与肛瘘的治疗

第四章 肛瘘的中西医结合护理

护理是医疗工作的一个重要组成部分,尤其是手术后创面护理及针对排便、排尿、疼痛等并发症的护理是护理工作的重中之重。

我们通过辨证施护,从情志、饮食及生活起居等各方面开展中医特色护理,针对术后的一些并发症,配合运用中医中药并结合中医护理技术操作,一定程度上缓解了患者的痛苦。

一、辨证施护

(一)湿热下注证

可选食健脾利湿之品,如薏苡仁、绿豆等煮粥作食疗,忌肥甘、厚味之品。芦根、野菊花等煎汤代茶饮,有通利湿热之功。

(二)正虚邪恋证

饮食宜清淡、补气补血之品。中药汤剂宜温服。

(三)阴液亏虚证

多饮水以通肠润便,可用黑芝麻等食疗;也可选用中药石斛、麦冬、枸杞子等有养阴、生津、通便功能的药物泡水代茶饮。

二、围手术期护理

(一)术前护理

(1)评估　　评估患者神志是否清醒,配合度是否良好,肛周皮肤破溃及溃口流脓的色、质、量,以及疼痛性质、程度、持续时间等。

(2)情志护理　　向患者解释手术的方式,告知术中的配合及有关注意事项,提高患者对疾病的认知及依从性,缓解紧张、恐惧心理,保证休息与睡眠。

(3)了解患者有无咳嗽、发热、腹泻或月经来潮、药物过敏史等,做好麻醉药过敏试验,并做好记录。

(4)皮肤准备　　术前1天告知患者沐浴更衣,术日备皮,做好肛周皮肤的清洁,注意勿损伤皮肤。

(5)肠道准备　　口服润肠通便药或甘油灌肠剂灌肠。

（6）术前饮食　　针药复合麻醉、腰麻患者术前禁食禁水 6 h。术前 1 日少渣食物。

（二）术后护理

（1）评估　　严密观察病情变化，及时评估患者生命体征、神志、创面渗出情况，以及渗出液的色、质、量，患者疼痛程度等做好记录。

（2）卧位与活动　　术后患者宜卧床休息。下床活动需要有人搀扶或保护。创面未愈时不宜做剧烈运动或久坐、久蹲，以免影响伤口愈合。

（3）情志护理　　手术日及时做好心理护理，保持病室安静，减暗光线等减少患者的烦躁，以降低基础代谢率来缓解疼痛。

（三）并发症预防及护理

（1）小便困难　　可采取心理暗示，协助患者腹部热敷或营造排尿环境听流水声来促进排尿。必要时可采用无菌技术下进行留置导尿。

（2）出血　　手术当天以卧床休息为主。若发生创面渗血量多，色鲜红，患者感下腹胀痛伴有便意感，并逐渐出现疲劳、四肢无力、头晕、冷汗、面色苍白、血压下降、脉搏增快等，应立即报告医师，备好手术、抢救器械与药物。术后大便时勿怒责及不牵拉肛门口外的结扎线残端，防止出血。

（3）疼痛　　① 及时观察做好评估；② 协助合理舒适卧位；③ 保持病室安静、避免嘈杂，光线柔和等以减少患者的烦躁等来缓解疼痛；④ 指导患者做深呼吸或听舒缓音乐放松身心转移注意力；⑤ 遵医嘱使用止痛药的同时结合中医护理干预缓解疼痛。

1）穴位按摩：以大拇指点、按、揉合谷穴、曲池穴，以激发手阳明大肠经和通任督，调肠腑，达到解痉止痛之功效。

2）中药坐浴：肛周患部浸渍在药液中，增加局部血液循环，可以缓解肛门括约肌痉挛，消肿止痛。

──────────── 参 考 文 献 ────────────

［1］ 张燕生，刘仍海.肛肠病手册.人民卫生出版社,2004,9(1):37,38.
［2］ 上海市卫生局.上海市中医病证护理常规(第 2 版).上海：上海中医药大学出版社,2003.

第五章　特殊类型肛瘘治疗

第一节　克罗恩病肛瘘

CD 是一种进展性、破坏性的炎症性疾病，瘘管是进程中重要中间环节。肛瘘发生率随时间升高、易复发，危害严重，需要早期治疗。对于 CD 合并肛瘘，无论是药物治疗抑或是手术治疗都不能完全替代对方。药物治疗和手术治疗应是相辅相成的。手术治疗不能完全替代药物治疗，或者说药物治疗是手术治疗前的必要准备。

药物治疗和手术治疗适应证及时机选择非常关键。每位 CD 患者应采取个性化的治疗方案。对于肛周的简单瘘管，若没有症状则不需任何治疗。简单肛瘘若出现症状，首选建议虚线拖线及肛瘘切开术。同时需配合抗生素使用，如甲硝唑及环丙沙星。对于复杂性肛瘘，首先以抗生素配合硫唑嘌呤等免疫抑制剂治疗，再辅以外科手术治疗。

《2017 年肿瘤坏死因子 α 单克隆抗体治疗炎症性肠病专家共识》推荐：对于有两个或以上高危因素（高危因素包括首次治疗即需要激素，发病小于 40 岁，合并肛周病变，广泛性病变，食管、胃、十二指肠病变）患者宜在开始治疗时就考虑予以早期积极治疗；所谓早期积极治疗就是不必经过"升阶治疗"，活动期诱导缓解的治疗一开始就予更强的药物。主要包括两种选择：① 激素联合免疫抑制剂（硫唑嘌呤类药物或 MTX），② 直接予英夫利西单抗（单独用或与 AZA 联用）。在药物治疗时应排除肛周脓肿形成，若确认存在脓肿形成，应及时充分引流治疗。在脓肿充分引流的前提下使用英夫利西单抗可以促使肛周瘘管愈合。但对于复杂性克罗恩病肛瘘来说，并无相应的针对性的治疗对应。2016《欧洲克罗恩病的诊断和管理循证共识第一部分：诊断和内科管理》中提到：对于复杂的肛瘘疾病，如果存在适应证，在充分的外科引流后可以采用英夫利西单抗或者其他抗-TNF 制剂一线治疗。环丙沙星和抗-TNF 制剂联合应用可以改善短期结局。为增强抗 TNF 制剂在克罗恩病肛瘘患者中的疗效，可以考虑抗 TNF 制剂与硫唑嘌呤联合使用。英夫利西单抗治疗克罗恩病肛瘘使用安全，有效促进黏膜愈合、瘘管闭合，降低住院率和手术率，改善患者生活质量。英夫利西单抗的常规用法用量是第 0、2、6 周各 1 剂，维持每隔 8 周 1 剂，每剂均为 5 mg/kg 静脉输注。对重症患者的肛门局部进行拖线引流同时配合肠造口转流能够提高部分患者生活质量。

总之，对于 CD 合并肛瘘的外科治疗主要包括脓肿引流，瘘管切开切除和挂线。根据引起症状的肛瘘位置和严重程度有关，一些重症顽固性患者可以考虑永久肠造口或肛门直肠切除。

对于一些较复杂而且累及较多的肛门括约肌的肛瘘而言，肛瘘切除术就难以执行，目前越来越多的肛门括约肌保护手术出现在人们的视野中，它们能够在不影响肛门功能的前提下治愈复杂性克罗恩病肛瘘,手术具体内容详见其他章节。

《2014年克罗恩病肛瘘分类、诊断及治疗的全球共识》提出为了确保诊断的准确性及提供最佳治疗方案,各种检查方法结合是共识推荐的。如内镜与MRI或内镜与EUS等项结合。另外,MRI是肛瘘诊断及分类的一种低侵袭性检查,具有准确度高的特点,因此被视为肛瘘影像学检查中的金标准。MRI对肛瘘发作部位预测率达100%,MRI指导下手术,肛瘘复发率有效下降。

第二节 结核性肛瘘

患者若是活动性肺结核,应尽早配合抗结核药物进行全身治疗。单纯手术效果疗效欠佳,术后仍需定期复查。

一、非手术治疗

(一)调整作息,合理饮食

饮食尽量以高蛋白、高维生素、高热量饮食为主。病灶处于活动期或急性期饮食应清淡,摄取易于消化的食物。

(二)结核病的化学治疗

1. 抗结核治疗原则

选用药物要做到合理有效,保证化疗安全。结核病治疗的五项原则是早期、规律、全程、适量、联合。整个治疗方案分强化和巩固两个阶段。

(1)早期　结核菌处于生长繁殖、代谢旺盛阶段。患者抵抗力强,病灶可逆性大。对所有检出和确诊患者均应立即给予化学治疗。早期化学治疗有利于迅速发挥早期杀菌作用,促使病变吸收和减少传染性。

(2)规律　严格遵照医嘱规律用药,每日1次或隔日1次服药。切勿漏服或随意停药。

(3)全程　坚持治必彻底的原则,严格按照疗程治疗。

(4)适量　严格遵照适当的药物剂量用药,药物剂量过低不能达到有效的血浓度,影响疗效和易产生耐药性,剂量过大易发生药物毒副反应。

(5)联合　采用多种抗结核药物协同治疗,提高疗效,减少耐药率。两药联合。

2. 抗结核药物疗法

(1)每日疗法　每日1次顿服,杀菌效果与药物浓度有关。

(2)间歇疗法　结核杆菌被抗结核药物部分杀死,另一部分受到抑制而进入延缓生长期。此疗法一般用于巩固期,间歇时间以每周2次为宜。

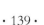

3. 统一标准化学治疗方案

为充分发挥药物的治疗作用,并减少药物耐药率的产生,需采用强力化疗药物,规律全程用药,杀灭结核菌,消除传染性。

WHO 根据患者的治疗史将化疗方案分为四类(H 代表异烟肼,R 代表利福平,Z 代表吡嗪酰胺,S 代表链霉素,E 代表乙胺丁醇)。

(1) 初治菌阳结核,使用 2HRZE(S)/4HR 的化疗方案。

(2) 复治菌阳结核,使用 8 个月的疗程,在前 2 个月加用 S,在巩固期加用 EMB,即 2HRZES/GHRE,或者 2HRZES/1HRZE/5HRE。

(3) 患者为菌阴结核,使用 6 个月的疗程但不用 EMB,即 2HRZ/4HR。

(4) 患者为慢性排菌或耐药者,使用二线抗结核药物。

(三) 初治与复治

1. 初治

主要指尚未开始抗结核治疗或规则抗结核治疗单未满疗程及不规则抗结核治疗未满 1 个月的患者。初治患者治疗一般选用三药,标准方案强化期一般不少于 8 周,全疗程一般不少于 1 年。巩固期间歇用药一般每周 2～3 次。治疗 2 个月痰菌涂片阴转,延长强化期至 3 个月。3 个月仍为阴转,做药敏试验。

2. 复治

初治失败或治疗的患者再次复发。或查出肺结核后接受不规则、不合理化疗已经超过 1 个月者。在临床实践中,复治肺结核的病情大多比较复杂,结核菌已经形成耐药性,需根据药敏试验选用抗结核药物组成的化疗方案,坚持完成治疗。

(1) 初治菌阳肺结核治疗方案

1) 每日用药(2HRZE/4HR):强化期服用异烟肼、利福平、吡嗪酰胺和乙胺丁醇 2 个月。巩固期服用异烟肼、利福平 4 个月。

2) 间歇用药(2H3R3Z3E3/4H3R3):强化期服用异烟肼、利福平、吡嗪酰胺和乙胺丁醇,每周 3 次,2 个月。巩固期服用异烟肼、利福平,每周 3 次,4 个月。

若第 2 个月痰涂仍阳性,则延长 1 个月强化期,缩短 1 个月巩固期。

(2) 初治菌阴肺结核治疗方案(除外空洞、粟粒性肺结核)

1) 每日用药(2HRZ/4HR):强化期服用异烟肼、利福平、吡嗪酰胺,顿服,2 个月。巩固期服用异烟肼、利福平,顿服,4 个月。

2) 间歇用药(2H3R3Z3/4H3R3):强化期服用异烟肼、利福平、吡嗪酰胺,每周 3 次,2 个月。巩固期服用异烟肼、利福平,每周 3 次,4 个月。

(3) 复治菌阳肺结核治疗方案

1) 每日用药(2HRZSE/4～6HRE):① 强化期服用异烟肼、利福平、吡嗪酰胺、链霉素和乙胺丁醇,顿服,2 个月。② 巩固期服用异烟肼、利福平和乙胺丁醇,顿服,4～6 个月。

2) 间歇用药(2H3R3Z3S3E3/6H3R3E3):① 强化期服用异烟肼、利福平、吡嗪酰胺、链霉素和乙胺丁醇,每周 3 次,2 个月。② 巩固期服用异烟肼、利福平和乙胺丁醇,每周 3 次,6 个月。

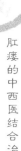

因为结核杆菌易对抗结核药物产生耐药性,因此严格按照医嘱按时服用药物,对结核病的治疗,有着积极的意义。

二、手术治疗

结核性肛瘘的手术疗法与一般肛瘘相同,寻找肛瘘内口并挂线,必要时切除瘘管周围炎性瘢痕组织。手术的关键是如何发现并合理处理内口。术中避免用力过度,形成假道,影响愈合。若患者为活动性肺结核,需配合抗结核药物进行全身治疗,待病情稳定后再进行手术治疗。手术以保留括约肌术式为主,以免出现其他并发症。术后定期复查。由于此病在临床上症状表现不典型,易于造成漏诊及误诊,造成多次手术及术后迁延不愈。因此建议入院常规做胸部 X 线检查,若发现阳性,需及时行抗结核治疗,待病情稳定后再行手术治疗。

第三节 直肠阴道瘘

直肠阴道瘘(rectovaginal fistula,RVF)对女性患者的心理及生活质量产生巨大的影响。因其病因复杂,手术难度大,复发率高,对临床医生来说是一个严峻的考验。手术修补是直肠阴道瘘唯一的治愈手段。

一、术前评估

首先在采集病史过程中,应详细询问患者:结直肠肛门手术史、生育史、放疗史,以及有无炎症性肠病,有无结直肠及盆腔部的恶性肿瘤可能。通过详细的体格检查(直肠指检、肛门直肠镜)及特殊检查(直肠腔内超声、内镜、钡餐、MRI)来确定瘘管大小、部位、性质及有无括约肌损伤。

手术时机的选择十分重要,若周围组织水肿,炎症明显,应该运用抗生素或免疫抑制剂积极控制炎症,待瘘口周围组织水肿、炎症消退 3～6 个月后进行修补。部分患者的直肠阴道瘘可以在炎症消退后自行愈合。但对于分娩造成的Ⅲ～Ⅳ度的裂伤、新鲜手术损伤所致直肠阴道瘘应立即及早修补。如果患者同时合并严重的内科疾病心血管病、糖尿病等,应在病情得以有效控制、稳定后进行手术。同时考虑手术方式不会使患者病情出现反复或加重。

二、非手术治疗

采用流质饮食或肠外营养,合理运用抗生素 1～2 周。进行会阴部的冲洗、坐浴等。如有脓肿形成,可予引流。阴道局部冲洗、坐浴等局部处理,如果有脓肿形成,予局部充分引流。

三、手术治疗

术前三天口服甲硝唑片,无渣或少渣饮食。由于直肠内有大量细菌滋生,术前应充分肠道准备,术中严格消毒阴道及直肠,避开妇女经期。需要谨慎思考手术方案及术式,以免造成患者病情反复。术式有肛门瘘管切除分层缝合法或肛门成形术等。

四、手术方式

(一) 瘘管切除肛门成形术

此术适用于低位直肠阴道瘘。

沿瘘口周围环形切开。游离瘘管,与阴道后壁分离。暴露阴道瘘口,将游离的瘘管切除,以3-0可吸收线间断缝合直肠黏膜,以1-0可吸收线间断缝合肌层和阴道黏膜。术后留置肛管,凡士林纱布覆盖切口。术后留置导尿管1～2天,进无渣饮食。术中注意要充分分离直肠与阴道壁,彻底切除瘘口周围瘢痕组织,避免影响瘘口愈合。术中需检查缝合完整,有无遗漏、撕脱。

(二) 直肠内修补术

此术适用于先天性直肠阴道瘘及感染性直肠阴道瘘。

先扩张肛门,拉钩充分暴露直肠内口。在内口上缘做一弧形切口,内口下缘在做一弧形切口,将瘘管及黏膜切除。用3-0可吸收线缝合内口上下缘。游离切口上方边缘2～3cm,将上方切缘拉向下缘,用2-0可吸收线间断缝合黏膜组织。术后2～3天应流质饮食,合理运用抗生素,预防伤口感染。术后留置导尿3～5天。

(三) 经会阴直肠切开和修补术

此术适用于直肠阴道瘘合并会阴体撕裂、肛门括约肌损伤。

围绕阴道瘘做一环形切口并向后到肛门原位做一纵切口。切断肛提肌和外括约肌,沿瘘管将直肠完全游离。下拉直肠置于肛管原位,将直肠壁固定在周围组织。在直肠前缝合肛提肌及外括约肌,切除瘘口、瘘管及周围瘢痕组织。间断缝合直肠黏膜及肛门部皮肤。分层缝合会阴伤口及阴道。肛门移到原位。术后注意同直肠修补术。

(四) 直肠推移黏膜瓣修补术

此术适用于中低位或单纯性直肠阴道瘘,瘘口<2.5cm,无直肠炎。

1902年Noble首先报道通过直肠移动瓣修补术治疗直肠阴道瘘,此法一般只适用于修补中低位直肠阴道瘘或单纯性直肠阴道瘘。直肠推移黏膜瓣修补术治疗直肠阴道瘘具有以下优点。

(1) 不需切开会阴体,会阴部无创口,疼痛轻,愈合快。

(2) 无须切断括约肌,不会引起肛门失禁。

（3）避免锁眼畸形。

（4）不需做保护性造口。

此术式对于比较复杂的，瘘口较大，瘘管周围炎症反应明显，健康组织较少的直肠阴道瘘。手术禁忌证：急性炎症期、放疗、炎症性肠病。暴露瘘口，以 1：20 万单位肾上腺素盐水沿瘘管周围注射，减少术中出血。剔除直肠阴道瘘上皮化管道，沿瘘管外壁完整剥离瘘管直至直肠壁后，剔除瘘管，用 2－0 或 3－0 可吸收线间断缝合直肠黏膜，在瘘一侧设计一个直肠黏膜肌瓣下拉覆盖内口，最后用 3－0 可吸收线间断缝合皮肤黏膜层。

（五）经阴道直肠修补术

经阴道直肠修补术适用于直肠、肛门、阴道发育正常，但有瘘管与阴道相通者。常规消毒后，环形切开瘘口周围组织，剥离瘘口及周围黏膜下组织，用 3－0 可吸收线缝合瘘口，最后间断缝合阴道黏膜。术中避免黏膜瓣下血肿及积液。术后禁食 2～3 天，在进食流质 3 天，控制排便 7～10 天。合理使用抗生素，预防伤口感染。

（六）经腹修补手术

近年来，有文献提出运用腹腔将对直肠阴道瘘进行修补，适用于高位的直肠阴道瘘。此术式包括低位前切除术、结肠肛门吻合术、经腹会阴联合切除术等。利用腹腔镜技术可以较容易打开腹膜并深入盆腔，到达瘘管口的上缘，游离出瘘口上缘周围的全层直肠，使直肠全层在无张力的情况下覆盖瘘口，并与肛门外口吻合，能显著减少感染的发生，并提高伤口愈合的成功率。

总之，直肠阴道瘘病因繁杂、解剖结构的复杂，在临床处理上较为困难和棘手。手术治疗方法虽然多样，但目前对直肠阴道瘘的治疗都缺乏标准的、统一的研究。临床上需要根据患者的瘘管的大小、瘘口位置、病因、既往手术史等进行全面的评估。在此基础上设计出针对每个不同病例的治疗方案，才能取得最佳的治疗效果。

第四节 肛 瘘 癌 变

由于本病较为罕见，故临床治疗仍存在一定争议。肛瘘癌变的治疗同一般肛管癌的治疗，以广泛腹部及会阴部联合切除，对术前怀疑有腹股沟淋巴结转移者需同时行腹股沟区的淋巴结清扫。术后一般需行化疗或放疗加以辅助。

第五节 双肛门畸形伴肛瘘

双肛门畸形是一种罕见的发育畸形，约占全部消化道畸形的 10% 左右，因临床病例少见,表现极不典型,检查也缺乏特异性,易误诊,常有多次手术史。因此完善相关检查及查体,对了解瘘管的分布走向及与周围组织的关系,对明确疾病诊断,以及确定手术方式有着重要的意义。

参 考 文 献

[1] Stange E F, Travis S P, Vermeire S, et al. European evidence based consensus on the diagnosis and management of Crohn's disease: defnitions and diagnosis. Gut, 2006, 55: i11 - i15.

[2] Schwartz D A, Jr. L E, Tremaine W J, et al. The natural history of fistulizing Crohn's disease in Olmsted County, Minnesota. Gastroenterology, 2002, 122(4): 875 - 880.

[3] Sahni V A, Ahmad R, Burling D. Which method is best for imaging of perianal fistula? Abdom Imaging. 2008, 33: 26 - 30.

[4] Travis S P L, Stange E F, Lémann M, et al. European evidence based consensus on the diagnosis and management of Crohn's disease: current management. Gut, 2006, 55: i16 - i35.

[5] Bernstein L H, Frank M S, Brandt L J, et al. Healing of perineal Crohn's disease with metronidazole. Gastroenterology, 1980, 79(2): 357 - 365.

[6] Caprilli R, Gassull M A, Escher J C, et al. European evidence based consensus on the diagnosis and management of Crohn's disease: special situations. Gut, 2006, 55: i36 - i58.

[7] Thia K T, Uma Mahadevan M D, Feagan B G, et al. Ciprofloxacin or metronidazole for the treatment of perianal fistulas in patients with Crohn's disease: A randomized, double-blind, placebo-controlled pilot study. Inflammatory Bowel Diseases, 2009, 15(1): 17 - 24.

[8] 郑德,汪庆明,何铮,等.对口切开旷置结合垫棉法治疗高位复杂性肛瘘的疗效评价.上海中医药杂志,2012,46(5): 65 - 67.

第六章 肛瘘诊治经验荟萃

第一节 曙光肛肠历史沿革

上海中医药大学附属曙光医院肛肠科享誉海内外，是上海地区历史最悠久，医疗规模最大，院内中药制剂最多，就诊患者人数最多的科室。以 1956 年海上痔科名家陈泽超亲自主持的痔科门诊为发端，经历夏少农、柏连松、杨巍三代学术带头人的培育栽植，现为上海市中医重点专科、上海市中医临床优势专科、中医肛肠科学博士点。专科历经 60 年发展，已成为知名度高、中医特色显著、诊治规范、病种齐全的中医肛肠专科。目前床位数 120 张，年门诊总量在 72 000 人次以上，年手术量超过 8 600 人次，辐射全国患者。专科业务涉及肛周良性疾病如肛瘘、痔病、肛周脓肿、肛裂等，同时开展便秘、炎症性肠病、肛周皮肤病、感染性疾病、性传播疾病等的诊治。极具中医诊疗特色，与全国 19 家建设单位和上海市 20 家各级医院建立了紧密的协作关系，通过协作网络的形势向各级医院单位推广运用专科特色诊疗技术。

近年来承担国家自然基金面上项目 3 项，国家科技部"十二五"项目 1 项；国家中医药管理局项目 1 项；上海市科委、教委、卫生局等科研课题 10 多项。培养研究生 34 名，编撰专著 8 部；发表论文 50 余篇，获国家、部市级科技进步奖 4 项，自制十余种系列中药特色制剂疗效显著，中药特色制剂成果转让 2 项。

第二节 杨巍教授诊治肛瘘临床经验

一、肛瘘病因病机，以湿热为主

杨巍教授认为肛瘘之病主因湿热下注肛肠，蕴结不散，血行不畅。湿性趋下，易袭阴位，肛门位于人体下部，亦属阴，同类相求，故湿邪为病，易伤肛肠之位。而火热之邪易致肿疡，火热之邪入于血分，可会聚于局部组织，腐蚀血肉，发为痈肿疮疡。故古人有云："痈疽原是火毒生。"而肛周皮肤腠理、组织间隙与身体其他部位相比更为疏松，更易积聚湿热之邪发为肿疡。痈肿疮疡溃后若湿热余毒未尽，血行不畅，疮口失养，日久成瘘。另外针对结核性肛瘘、IBD 合并肛瘘，则多为肝、脾、肾三阴亏虚，使得风、湿、燥、热等致病之邪乘虚而下，郁久肉腐成脓，溃后成瘘。

二、提倡"内外兼治"的中医整体观念

主张通过改善和调整患者的体质状态达到更快治愈疾病的目的。肛门直肠疾病虽症在局部,然其起因、病机演变及后期治疗无不涉及全身状态,故仍需遵循四诊辨病及八纲辨证之法。

然肛瘘辨证之法首辨虚实,实则清热利湿,虚则扶正托毒。内服中药在手术前后均可使用。术前可清热凉血、利水渗湿、祛火解毒、控制炎症的发展、减轻症状,为手术创造条件,术后可益气养血、扶正祛邪、祛腐生新、加速术后恢复。尤其高位复杂性肛瘘大多病程较长,长期溃破流脓或脓血,脓、血均为气血化生,日久必耗伤气血阴液,且加之手术致术后正气不足、气阴两虚,以致湿毒未清、正虚邪恋,局部创面红肿疼痛,腐肉未清,渗出较多,愈合缓慢。

同时,对一些合并特殊性炎症如 CD、UC 等 IBD 合并肛瘘的患者而言更需要全身的辨证施治。只有全身症状改善了,局部的肛瘘才有愈合的可能。

三、"箍围护场"治疗肛周脓肿

在治疗肛周脓肿和肛瘘过程中,杨巍教授非常重视肛周脓肿和肛瘘术后的中医辨证治疗。肛周脓肿和肛瘘术后如果能辨证准确,用药得当的话,可以使组织炎症消退加快,坏死组织液化,排出加速,肉芽生长填充加快,这样使病程缩短,减少患者痛苦。创制肛痈方内服加外洗可替代抗生素,防止遗留僵块,缩短病程。

杨巍教授经过长期的观察和总结,发现肛周脓肿和肛瘘术后的患者,多以热毒壅盛、湿热下注为主,故治则多用清热解毒,利湿排脓。自拟肛痈方水煎内服,服用 2 周左右。肛痈方是上海中医药大学附属曙光医院肛肠科临床行之有效的经验方,以水牛角片为君,生地黄、山栀、黄芩、黄柏共达清热之效;黄芪为臣,因脓为气血所化生,必耗气伤血。黄芪乃"疮家圣药",加上丹皮、赤芍、当归改善血液循环,增加组织供血;皂角刺、制甲片为佐,软坚散结;川草薢为使,引药直达病所。全方攻防兼备,行清热利湿、软坚散结之效,初期可消弭肿块、逆转病情;成脓期软坚透脓;溃脓期补托排脓。且临床研究证明,成脓期使用肛痈方处理,不但可控制全身症状,而且在限制局部症状、局限脓腔、促进排脓、缩短形成肛瘘周期方面与抗生素相比有极大优势。肛瘘术后患者口服此方后,疼痛明显减轻,创口周围硬结明显软化,炎症吸收加快。

四、重视肛瘘术前检查

肛瘘术前必须全面评估,尤其是高位复杂性肛瘘。正确寻找肛瘘瘘内口及了解瘘管的走向对肛瘘手术的成功至关重要。

首先常规询问病史和体格检查,了解症状、危险因素、部位及可能存在的继发性蜂窝组织炎或肛瘘。通过视诊、触诊、直肠指检、探针探查及肛门镜和乙状结肠镜检查等进行初步评估。如有合并全身症状如发热、严重的潜在疾病或诊断不明确者还可进一步做实验室检

查。需要与肛周其他化脓性疾病相鉴别,如化脓性汗腺炎、感染性皮肤病、单纯病毒疱疹、HIV、结核、梅毒、放射菌病、CD、恶性病变感染、骶前肿瘤等。

针对低位单纯瘘可采用所罗门定律(Salmon low)、歌德索规则(Goodsall rule)来预测内口位置,后者准确率可达 49%~81%,但其很难判断瘘管走行,对于瘘管较长、复发性肛瘘、克罗恩病肛瘘更难判断。而放射影像学评估可帮助判断肛瘘内口位置、继发性瘘管和脓肿,以及明确瘘管与括约肌复合体的关系。

在辅助检查手段中,瘘管造影、直肠内超声、CT、MRI 均可供选择,用于确定肛周脓肿和肛瘘的解剖特点并指导治疗。放射影像学评估能够给临床医生提供准确的术前定位及明确的鉴别诊断依据,特别是对于复杂性肛瘘(外盲瘘、引流不畅的深部感染等)有积极的诊断及治疗意义。因而在肛瘘的术前诊断规范中,应纳入肠镜检及相关影像学检查,对手术方案确立有指导意义。

五、提出肛瘘手术"常中有变、顺势而为、顺藤摸瓜、步步为赢"的十六字治则

肛腺感染引起肛瘘临床最为多见,这一类型基本存在有原发自肛腺的内口、瘘管,继发外口。其中括约肌间瘘、经括约肌瘘、括约肌上瘘分别占到总体的 40%~70%、20%~40% 及 5%~50%。肛瘘很难自愈,适当的引流可以稳定病情。但应注意到,引流不充分及抗生素的使用往往会引起肛瘘的发展。

肛瘘的治疗目前在国内外依旧以手术治疗为主。如何减小损伤保证肛门自制功能同时又要确保手术效果避免复发,至今依旧是肛肠外科医生在手术中面临的两难选择。针对括约肌的保护,国内外医生在近 20 年中亦做出了艰苦卓绝的探索。杨巍教授总结 30 多年肛瘘诊治经验,总结出肛瘘手术"常中有变、顺势而为、顺藤摸瓜、步步为营"的十六字治则。首先"常中有变"是指肛瘘作为肛肠疾病中较为常见的一种,但不同患者肛瘘走行及瘘管形态可千变万化。在制定手术方案的时候应根据患者肛瘘是高位还是低位、单纯或是复杂来进行个体化的手术治疗,特别是高位复杂性肛瘘不应强求一次根治,此乃"顺势而为"。而"顺藤摸瓜"即是指在手术过程中应顺着肛瘘瘘管的走向一步步剥离瘘管(藤)直至找寻到内口(瓜)的位置,连"藤"带"瓜"一并切除才能真正地治愈肛瘘。最后,也是最重要的一点,在手术过程中对组织的每一次分离、每一次切割均应小心谨慎。从切除病灶的角度来说需要注意有无支管及残腔的残留,这会直接影响到手术是否成功,术后肛瘘是否会复发;从保护正常组织的角度来说,需要注意尽可能减少损伤,任何会影响肛门正常生理功能的术中操作均应仔细评估,在清除病灶与保护功能之间找到平衡,使患者的利益得到最大化,这也就是杨巍教授一直谆谆教导的"步步为营"手术理念。

六、针对高位复杂性肛瘘向患者普及"三多一少易复发"的疾病特点,首创"对口切开旷置结合垫棉法"治疗高位复杂性肛瘘

高位复杂性肛瘘因其术后出现后遗症的比率和复发率较高(复发率达到 10%)等原因,成为当今肛肠科难治性疾病。杨巍教授认为,高位复杂性肛瘘是一个"三多一少易复发"的

疾病,即"手术次数多、痛苦多、病程长,肛门功能减少,容易复发",且这一点在临床诊治的过程中要向患者进行普及,让患者了解该疾病治疗的难点,才能更好地配合医生的治疗,医患共同努力才能更好地与疾病斗争。

相对于低位单纯肛瘘来说,高位复杂性肛瘘由于其病位较高,一般主瘘管通过外括约肌深层以上或穿过直肠环,而且往往有两个以上的内口,因而如何在保护肛门功能的前提下治愈就成为世界性的难题。

高位复杂性肛瘘的治疗主要存在以下难点:创伤大,创面愈合过程长,多不顺利;术后不适症状明显,疼痛重,分泌物多等;常有多次反复治疗的历史;易形成假性愈合,再次手术率高;产生肛管缺损,遗留明显瘢痕;肛门失禁及肛管狭窄并发症多;位置较深,反复感染的肛瘘可导致坏死性筋膜炎。

目前临床较为常用的方法为传统的切开挂线法:将探针从外口探入,由内口处探出;保留探针,切开或切除瘘外口部分;将内口以下组织垂直切开;在探针的一端挂入橡皮筋,用探针于外口处切口向上探入至顶端肛管直肠环以上,从肛直肠环上感染口穿出或人为穿透直肠壁,去掉探针,拉紧橡皮筋并予丝线结扎固定。但此种方法存在多种弊端:术时术后疼痛重,分泌物多;创伤大,愈合时间长;遗留明显瘢痕易形成假愈合;产生肛管缺损,肛门失禁及肛管狭窄并发症多。

杨巍教授以多年临床经验为基础,结合其多年来总结的肛瘘手术十六字治则,首创"对口切开旷置结合垫棉法"治疗高位复杂性肛瘘。一方面要尽量地清除病灶以减少术后复发的机会,另一方面要尽可能地减少手术对肛管直肠组织,特别是肛门直肠环的损伤程度,以避免影响肛门括约功能,具体操作如下。

首先对口切开,即在外口与齿线之间分别做两个切口相对应,从外口将管道潜行分离切除,整管从内切口处牵出,保留两切口之间的皮肤。

其次旷置,即沿瘘管走向切除瘘管至肛管直肠环上方,管腔顶端刮除残余腐败组织及增生的肉芽组织。修剪创面呈口宽底小"V"字形以保持引流通畅。

最后结合中医传统"垫棉法",先在术后1周内油纱条引流旷置创面,1周后待创面分泌物减少时加用"垫棉法"压迫两切口之间正常皮肤,使之与皮下组织紧贴粘连。

"对口切开旷置结合垫棉法"通过对口切开变大切口为小切口,缩小创面,保留正常皮肤组织,减少损伤,符合小创伤微创手术新理念——疗效高,痛苦少;以旷置避免过度损伤肛管直肠环,维护肛门主体结构,防止了肛门移位变形有效保护肛门括约功能——安全无后遗症;以垫棉促进组织粘连愈合,防止空腔引起假性愈合,是中医外科传统外治法的具体应用,中医特色显著;且疗程短,费用低,符合社会经济学。

七、克罗恩病肛瘘的治疗

杨巍教授认为CD的治疗不应局限于西医治疗方案,现代医学和祖国医学均有各自的优势,临床上需中西结合应用。中医学采用辨病与辨证相结合的方法,制定更为个体化的治疗方案。CD需标本兼治,治本主以健脾益气,治标主以清热化湿。健脾益气以行运化之功,杜生湿之源;清化湿热以祛致病之因。且辨证论治重在辨清虚实,通过临床经验总结出了

"实炎方""虚炎方"。在疾病活动期主以清化湿热,兼以健脾益气,使用实炎方治疗,主要适用于活动期湿热较重者。方用紫苏梗、藿香梗、黄连、黄芩、黄柏、马齿苋等药物,以清热利湿祛邪为主,同时辅以茯苓、山药健脾化湿不伤正气。在缓解期主以健脾益气,主要适用于缓解期脾气虚弱或脾肾两虚者,方用炙黄芪、太子参、茯苓、山药、白术炭、马齿苋、白芍、黄连、木香等药物,以健脾益肾扶正为主,同时兼清余邪。在临床运用中随症加减,疗效显著。

杨巍教授在临床治疗 CD 时非常重视口服与灌肠给药的综合应用,她认为内服与局部给药同时并进是活动期最佳的方法。局部给药治疗如灌肠给药可直达病所,发挥治疗作用,上海中医药大学附属曙光医院自制制剂——炎宁灌肠液(大黄、黄柏、五倍子、白及)已在临床应用多年,取得了非常好的疗效。在此基础上开展的"中药灌肠治疗炎症性肠病"等研究均证实了其临床疗效。

针对克罗恩病肛瘘,杨巍教授总结临床经验,对诊治流程进行规范和优化。杨巍教授发现肛周 MRI 检查肛瘘内口和瘘管及其分支时有显示不清的情况,尤其是内口位置在肛管直肠环附近不易显影,怀疑是直肠及肛管本身皱缩对肛瘘内口显示的干扰。为了解决这个问题,杨巍教授与放射科同仁一起研制了一种肠道球囊导管应用于肛周 MRI 检查过程中。此导管撑开皱缩的直肠,使得内口的数量、位置及与肠壁关系的显示大为改善,能有效提高内口的辨识率。

杨巍教授认为克罗恩病肛瘘在内科治疗的同时,手术治疗也需要抓紧时机。在生物制剂药效期内手术方能保证瘘管闭合,瘘管急性期采取挂线引流的方式,对于非隐窝腺感染行清创挂线引流,而隐窝腺感染则采取保留括约肌手术。挂线后拆线时机也同样重要,一般待瘘管管径缩小至引流物直径时拆线,可保证瘘管闭合,若长期挂线引流可导致管壁上皮化,使瘘管难以闭合。克罗恩病肛瘘的手术原则除了在生物制剂药效期内手术之外,还必须在保护肛门功能的基础上治愈肛瘘或减轻局部症状。手术方法则尽可能采用保留括约肌手术。

第三节　柏连松教授治疗肛瘘临床经验

柏连松(1936—　),男,上海人。上海中医药大学附属曙光医院终身教授,博士生导师,上海市名中医,第一、第三、第四、第五批全国老中医药专家学术经验继承工作指导老师,上海市名老中医药专家学术经验继承人导师,上海中医药高级研修班指导老师,上海市非物质文化遗产传统医药夏氏外科代表性传承人。

柏连松教授师从全国著名老中医夏少农教授,并深得其传,从事中医外科、肛肠科临床50 多年,卓有建树。他将夏氏外科的学术理论与中医肛肠病的发病特点相结合,形成了富有特色的肛肠病诊疗体系,丰富和发展了中医肛肠病学的学术思想和学科内涵。以夏氏外科的学术思想为指导,临证用药尊夏氏外科用药之旨,提出了肛肠病病因病机新观点;临证注重顾护正气及脾胃之气,注重整体观念,强调肛肠病局部辨病必须与整体辨证相结合,手术时强调疾病治疗和肛门功能保护并重等。

柏连松教授在新药研发上亦卓有成效,其研制的纯中药栓剂"消痔锭"于 1986 年获"上海市优秀中成药新产品二等奖",并被载入《中华人民共和国药典》;"炎宁灌肠液治疗非特异性结直肠炎的临床与实验研究"获"1995年度国家中医药管理局科技进步三等奖";"痔科熏洗方抗炎、生肌作用的临床与实验研究"获2001年"上海市科委科技进步三等奖"。柏连松教授热衷学术交流,担任《中国肛肠病杂志》副主编,主编《简明肛肠病学》《实用中医肛肠病学》《中医肛肠病学》《柏连松谈肛肠病》《痔肛裂肛瘘》等,其中《实用中医肛肠病学》获1990年上海市科技进步二等奖。

一、学术思想

(一)脾胃虚弱是肛肠病发生的内在病机

柏连松教授认为脾胃之气和肾之元气构成了人的正气,人出生后虽先天之气充沛,但后天失养,损伤脾气,久病及肾则伤其根本。肛肠病虽疾病位于大肠和肛门,但与脾胃功能密切相关。故柏连松教授治疗肛肠病以益气健脾为治疗大法,以甘温之黄芪、党参、白术补益脾气,以苦温之苍术燥湿,以甘平之白茯苓渗湿利水、健脾和胃,以辛温之陈皮、枳壳等理气健脾,辅以醒脾开胃之品,如炙鸡内金、谷芽、六曲等,以恢复脾的运化功能。

(二)湿热之邪是肛肠病的主要致病因素

柏连松教授认为由于人体禀赋及脾胃功能的差异,六淫外邪均可导致肛肠病的发生,而以湿热之邪为肛肠病的主要致病因素,久病及术后多伴有气血及肝肾不足。如肛瘘本由肛痈久治不愈而成,多因过食辛辣发物、肥甘厚味,损伤脾胃,湿热蕴积,下注肛门,溃后湿热下注,余毒未尽,故有长期肿痛流脓。脓为气血所化,故肛痈溃后气血均已损耗,肛瘘往往久病不愈,脓血淋漓不尽,久病则气血必虚。肛瘘手术为金刀器伤,术中气血流失,故术后患者少气懒言,易自汗或盗汗,皆为正气受损,阴血损耗所致,术后创面出血、渗液皆为人体气血津液所化,故气血亏虚为本。故柏连松教授治疗肛肠病,急性期多以黄柏、蒲公英等苦寒之品清热燥湿,以赤芍、牡丹皮等凉血和营;慢性期以黄芪、山药补益脾气,女贞子、制黄精滋补肝肾、滋肾润肺,当归、白芍补血养血,白茯苓、泽泻淡渗利湿为治则。

(三)肛肠疑难杂症以脾胃虚弱、运化失健为本,瘀毒湿热为标

柏连松教授认为各种肛肠科疑难杂症均以脾胃功能虚弱、脾失健运为发病的内在病因病机,以湿邪为主要致病因素,多伴有瘀、毒、湿、热,导致寒热错杂,病情缠绵,变证丛生,投药难以速效。且慢性疾病多有情志抑郁,肝气郁结或肝失疏泄,故柏连松教授治疗慢性肠炎、结直肠良恶性肿瘤等疾病,以黄芪、太子参、淮山药、山茱萸、女贞子扶助正气,以紫苏梗、藿香梗、大腹皮、佛手、枳壳等理中焦气机,是脾胃受纳功能恢复正常,将清热利湿和燥湿健脾同用,以蒲公英、白花蛇舌草等攻毒久用而不伤正气,桃仁、虎杖活血化瘀,同时辅以醒脾开胃、化食积促运化。

(四)肛肠病需局部辨病与整体辩证结合,注重内外并治

柏连松教授推崇"外之症则必根于其内也的观点",提出肛肠病形诸外而本诸内,需局部

辨病与整体辨证相结合,注重内外并治,手术治疗与功能保护并重的学术观点,强调达到最佳治疗效果主要在于合适的适应证,合适的手术时机,合适的手术方式,合适的手术程度,不主张因追求根治或达到最佳手术效果而过度损伤患者正常组织,对患者造成难以恢复损害。

柏连松教授认为治疗痔瘘旨在保护肛门功能,倡导、优化硬化注射法治疗痔病,避免手术损伤,治疗高位复杂性肛瘘应以彻底治疗、保护肛门功能为主旨。通过在临床实践中总结经验,针对高位复杂性肛瘘治疗中的难点,柏连松教授提出了"双线切挂法""隧道法"等手术方式,并且在肛瘘术前、术后重视中医内治法和外治法的应用,形成独到的治疗方法。

二、治疗肛瘘的临床经验

(一)肛瘘的内治法

内治法应用于肛瘘术前,以增强体质,减轻症状,控制炎症发展,或为手术创造条件。根据虚实及不同阶段分别予以清热利湿、扶正托毒。

1. 急性期

治疗原则:清热利湿。

方药:萆薢、黄柏、丹皮、赤芍、虎杖、薏苡仁、生黄芪、皂角刺、桃仁、穿山甲。热毒盛者,加鲜生地黄、水牛角;大便秘结者,加大黄。

2. 后期治疗

治疗原则:益气养阴,托里透毒。

方药:党参、白术、山药、生地黄、北沙参、天花粉、当归、白芍、桃仁、皂角刺。热盛肿痛者,加蒲公英、黄柏;中气不足者,重用党参,加黄芪、升麻、柴胡;脾虚有湿,脓水淋漓者,重用党参、白术、茯苓,加薏苡仁、扁豆衣;盗汗者,加浮小麦、牡蛎等。

(二)肛瘘的手术

柏连松教授认为肛瘘的手术治疗原则:① 针对肛门腺感染是肛瘘形成的主要原因,应彻底切除感染的肛隐窝、肛门腺导管和肛门腺作为肛瘘根治的关键。② 根据肛瘘主要是"肌间瘘性脓肿"的新理论,在肌间寻找瘘管并清除病灶。③ 应把保护肛门括约肌及肛门功能作为总的原则。高位复杂性肛瘘是肛肠外科手术的一个难点,柏连松教授经长期临床探索,对此肛肠科难治之症独创了"双线切挂法""隧道法"两种新技术。

1."双线切挂法"

挂线疗法始于明代,至今在临床上仍广为采用。挂线疗法与手术疗法相结合,在高位复杂性肛瘘的治疗中,可有效保护肛门功能。

柏连松教授在临床实践中发现,挂线采用的橡皮筋,由于其质量及消毒的关系,橡皮筋在术中或术后有自行断裂情况发生,再次挂线增加了术者的手术难度及患者的痛苦。为克服这一不足之处,柏连松教授独创了"双线切挂法",即在挂线法的基础上,以橡皮筋和丝线同时贯穿瘘管管道,交错加固结扎的挂线方法,在保证疗效、保护肛门功能的基础上,简化操作步骤,缩短手术时间,总有效率达95%以上。

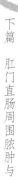

2."隧道法"

所谓"隧道法"就是在彻底切除感染的原发病灶——感染的肛隐窝、肛腺导管和肛腺的同时,肛管直肠环以下的瘘管部分切除呈开放创面;以上的瘘管部分呈隧道状剥离切除,保留肛门括约肌。

其优点:不损伤括约肌,根据解剖学原理,对于肛瘘的肛管直肠环后方及上方的瘘管部分,只切除瘘管而保留以括约肌为主的正常组织,对于剥离切除而形成的隧道状创面做成向外的引流创面。因为肛瘘的高位末端多为盲端,与直肠不通,而且此处已远离肛管高压区(即距肛缘 1~2 cm 处的肛管部分),因此没必要挂线处理,只需旷置引流即可。对于肛瘘的肛管直肠环下方部分,完全切开切除,呈开放式创面,目的也是为了有利于高位旷置隧道状创面引流通畅,以利创面愈合,从而保护肛门功能,防止高位复杂性肛瘘术后常见肛门失禁的后遗症。而且由于肛管直肠环上方直肠壁保持完整,防止了术后肛门变形、漏液,避免了钝性切割瘘管的疼痛,另外,肛内创面小,患者排便时刺激小,疼痛轻。

三、术后内、外治并重

柏连松教授强调高位复杂性肛瘘治愈的关键除了手术彻底根除病灶,术后换药、调护也是十分重要的,采用中药内外并治,辨证施治,充分体现中医中药的特色和优势。

(一) 内治法

高位复杂性肛瘘大多病程较长,长期溃破流脓或脓血,脓、血均为气血化生,日久必耗伤气血阴液,且加之手术致术后正气不足,气阴两虚,局部创面红肿疼痛,腐肉未清,渗出较多,愈合缓慢。柏连松教授针对手术后出现的这些情况,选用炙黄芪、党参、炒白术、淮山药等药以益气健脾,北沙参、石斛等养阴清热,川柏、虎杖、蒲公英等清热解毒,桃仁、薏苡仁等散瘀止痛,诸药配伍,以助术后正气恢复,气血阴阳调和,促使创面腐祛新生,加速愈合。

(二) 熏洗法

柏连松教授运用中医辨证施治理论,认为肛肠病多与湿热血瘀有关,故治疗应以清热利湿,活血化瘀为主,创制了治疗肛肠科各种疾病及手术创面的"痔科熏洗方"。方中虎杖苦平,功用清热利湿,通络,用为君药;蒲公英苦寒,功用清热解毒散结;黄柏苦寒,功用清热燥湿,泻火解毒。蒲公英与黄柏共为臣药,共同加强君药清热解毒、活血化瘀作用;苦参苦寒,功用清热燥湿、杀虫止痒,外洗治疗伤口痒痛效果较好,用为佐药。四药相合,清解与苦降并举,理湿与行血皆施,可使湿热去、瘀血行、结气散,局部不适症状消失,伤口愈合加速。

(三) 术后注重换药技巧及辨证选药

柏连松教授认为,肛瘘治疗的成败,手术是一个关键,换药是第二个关键。首先应预防创面发生假性愈合,换药时须将创面完全敞开,将药物敷于创面基底部,必要时用少量棉花嵌于基底部,使创面从底部开始生长,防止表面过早粘连闭合,形成桥形愈合。其次,根据创面的不同愈合阶段及表现,辨证选用不同药物促进创面愈合,初期腐肉未脱,渗液较多时,选用红油膏祛腐生肌；腐肉殆尽改用三石散油膏、白玉膏生肌长肉；肉芽长平后使用三石散收敛生肌，直至创面完全愈合。

四、柏连松诊治小儿肛瘘的经验

临床上婴幼儿肛周脓肿和肛瘘并不少见，柏连松教授总结 50 余年中医肛肠临床经验，认为小儿肛周脓肿和肛瘘有其自身特点，与成人不尽相同，所以治疗用药及手术方式亦有不同，不主张草率手术，认为宜采用中药口服、外用治疗，且疗效显著。

1. 小儿肛周脓肿、肛瘘的病因病机

柏连松教授从中医传统理论出发，认为小儿肛周脓肿、肛瘘虽病位局限在肛门及肛周，但是和患儿体质、全身状况密切相关。胎毒未清，脾胃虚弱，湿热蕴结，内伏外发，为小儿肛周脓肿、肛瘘的主要病因病机。

（1）胎毒未清　　中医学认为，小儿痈肿皆为胎毒所致。如《幼科发挥》认为"儿之初生，有病多属胎毒"。柏连松教授认为，婴幼儿肛痈多于出生后患病，此时多未进食辛辣发物，故多受母体秽浊相传，尤其湿热之邪，蕴积成毒。小儿肛周脓肿、肛瘘病位局限在肛门，但与患儿整体状况密切相关，如《外科正宗》所云："内之症或不及其外，外之症则必根于其内也。"出生后为稚阴稚阳之体，易感外邪侵袭，使内伏胎毒和湿热外邪相互感召，相合为病。湿热蕴结大肠，下注魄门，留阻肛管直肠周围，气血瘀滞，郁结化热，热毒化腐成脓，形成痈肿。

（2）脾胃虚弱　　《灵枢·逆顺肥瘦》云："婴儿者，其肉脆，血少，气弱。"《诸病源候论·养小儿候》云："小儿腑脏之气软弱。"《小儿卫生总微论方·五气论》云："脾气弱而肉瘠……"柏连松教授认为，小儿脾胃虚弱，初生后脏腑成而未全，脏腑娇嫩，脏腑之气软弱。初生后以母乳喂养，未食五谷，脾未用事，缺乏水谷之彪悍之气。初生后皮肤筋骨脏腑气血虽已全具，而未充备，故而有"变蒸"之说。婴幼儿生长迅速，乳汁摄入量少而频繁，脾胃负担重，大便次数多，如伴感受外邪，内伤乳食，常可导致脾胃运化功能失调而发生泄泻。

2. 临证用药

柏连松教授根据小儿肛瘘的病因病机，提出了"清泻胎毒、健脾祛湿"的治疗原则。柏连松教授以土茯苓为君，取其清泻胎毒、健脾止泻、不伤脾胃之功效，如《本草纲目》称："阳明本药，健脾胃，强筋骨，去风湿，利关节，止泄泻，治拘挛骨痛、恶疮痈肿。"《本草拾遗》称其"调中止泄"，《本草秘录》认为其"败毒祛邪，不伤元气"。辅以蒲公英、虎杖、黄柏等药，药量减半，以蒲公英清热解毒、消肿散结，虎杖清热解毒、散瘀止痛，黄柏既能清热燥湿、又能泻火解毒。诸药合用，常能使肛痈发作趋于缓解，减少发作频率，局部硬结软化消散，服药 2 周后腹泻减少。柏连松教授根据患儿复诊时伴随症状进行药物加减，如伴感冒咳嗽有痰则加金银花 6 g 以疏散风热，莱菔子 15 g 以降气化痰；如大便干结则加麻仁 10 g 润肠通便，或莱菔子 30 g 以消食除胀；纳谷不馨则加炙鸡内金 6 g、香谷芽 10 g 以醒脾开胃；如服药后大便仍溏薄则加山药 15 g 以补脾益气，滋养脾阴。

柏连松教授对小儿中药煎服方法亦有要求，加水 100 mL，浸 30 min，武火煎沸后改文火，煎取药液 40～50 mL，于哺乳后 30 min 少量多次喂服，12 h 内服完。如患儿肛痈新近切开,脓水较多,或局部红肿疼痛,则将药渣浓煎约 50 mL 药液,待温后(温度在 32～35℃),用无菌纱布叠成小块,浸透药液,敷于肿块表面,外用 32～35℃的温水袋热敷 15 min,热敷后肿块表面外敷黄柏膏以清热解毒,消肿止痛。用药 1 周后多有收效。如遇发作局部红肿热痛明显减轻,多以外口处高突,嘱家属于高突处消毒后,以缝衣针火烧消毒后挑破高突处皮肤,待脓流尽后外敷少许黄柏膏。如果红肿范围较大,患儿哭闹频繁,则需就医行切开排脓。

柏连松教授主张患儿坚持中药汤剂口服,保持病情稳定,肛瘘无红肿流脓,瘘口闭合甚至凹陷,维持 6～8 个月,一般都能随着生长发育自然愈合。

3. 手术治疗

如肛瘘反复感染,无自愈可能,待患儿 5～10 岁时可行手术治疗。由于婴幼儿肛瘘多为单纯性瘘管,且瘘管短,走向直,内外口浅,较少出现复杂性肛瘘,故柏连松教授主张,肛瘘患儿可行肛瘘切开术或挂线治疗,以开放引流,手术范围不必过大,术后预后良好,出现并发症和复发的概率不高。加之婴幼儿处于生长旺盛时期,手术后组织修复迅速,一般 2～3 周能完全愈合。

肛瘘切开术,一般不必要行扩大切除及剥离瘘管壁,只需切开内外口及整根瘘管,修剪创口成"V"状使引流通畅即可。在术中探查内口动作要轻柔、准确。小儿肛周肌肉结缔组织疏松,发育不健全,因而探查内口要轻柔,以免造成假性瘘管,可用左手小指在肛内引导以寻找准确内口。若摸不清时,则对应位齿线上肛隐窝为内口。

挂线法是中医治疗肛瘘的传统疗法之一,通过橡皮筋自身张力缓慢勒开肛瘘管道,使其逐渐愈合,又称慢性切开法。此法操作简单,疗效确切,对组织损伤轻,引流通畅,痛苦少,护理方便,愈合后瘢痕小,不会发生肛门变形,无明显后遗症,不易出现肛门失禁。但是,小儿肛瘘挂线,由于肌肉幼嫩,其松紧度要适当,不宜拉得太紧,以免过早勒断肌肉,起不到保护肛门括约肌功能的作用。

术后采用肛门洗剂熏洗坐浴,对肛门及会阴部无刺激、无过敏、无副作用。通过药物加热,作用于肛门皮肤,改善局部血运,促进血液循环,使静脉及淋巴回流通畅。改善局部营养,解除括约肌痉挛,加快局部炎症、瘀血、水肿的吸收,再配合阶段性选用中药药膏局部换药,从而达到清热解毒,活血祛瘀,消肿止痛,祛腐生肌之功效,促进创口早日愈合。

第七章　中西医结合治疗肛瘘的研究和展望

　　肛瘘是肛周良性疾病中的常见病之一,占我国肛门直肠疾病总发病率的 1.67%～3.60%。肛瘘的诊断及治疗都取得了极大的进步,但是术后复发率仍然是肛肠外科领域棘手问题,甚至没有之一。尤其是高位复杂性肛瘘,有诊断难、治疗难、治愈更难的特点。诊断的难点不是确诊病种,而在于确定肛瘘的内口和走行范围;治疗的难点在于如何根除肛瘘与肛门功能形态保护之间的平衡。因此,要真正地解决肛瘘的难题仍必须认真的从病因、诊断、治疗和预后干预多方面努力。

　　充分认识肛瘘的病因病理可以为肛瘘的治疗方案选择提供有力的帮助。西医普遍认为肛瘘的发生是隐窝腺感染引起的,也可能与 CD、外伤、放疗或恶性病变有关。未来有关肛瘘的现代研究必将发展到分子生物学、表观遗传学、免疫学领域,精细化、精准化将是肛瘘病因病理研究的趋势。中医认为外感六淫之邪,局部气血运行不足,饮食没有节制、便秘忧思、虚劳过度等与肛瘘的形成有关。中医是传统医学,其临证经验多来源于真实世界,临床经验可靠,但是往往也抽象、凝练、难以理解,总体和现代循证医学有所区别,中西医结合的方法学研究是一个较新的角度。已经有学者运用现代循证医学方法学手段结合传统中医的辨证论治进行病因和预后的数学模型研究,这是一个值得期待的研究模式,也许可以更精细、更确切地揭示肛瘘的发病原理。还有不得不提,且未来必须重视的就是复杂性肛瘘的成因问题,其中手术失误,或手术术式的选择不当造成的医源性因素也不容忽视。临床上复杂性肛瘘的成因中初诊处置不当占相当高的比重,这不仅是接诊医生的诊治水平问题,还有责任心的问题。肛周脓肿期的处理会影响后期肛瘘的形成和预后,要重视肛周脓肿和肛瘘脓肿期的处理,谨慎使用抗生素,中医外科的珍贵学术思想"消""托""补"明显可以影响肛瘘病的走势,具有较好的优势,但是符合现代科学方法学的临床对照研究仍然缺乏,因此没有走上国际舞台。我们相信专科医生的规范化培训,共识、指南的及时更新都是未来减少医源性肛瘘的重要课题。

　　精准的诊断对于肛瘘异常重要,明确肛瘘类型和分期的是选择手术方式的重要依据。无论运用哪种治疗方法,准确地找到内口都是妥善处理肛瘘、提高治疗率及减少复发率的关键。临床上可以采用探针探查、亚甲蓝染色、X线瘘管造影、CT、直肠腔内超声、MRI等方法鉴别定位。各种方法都有一定的优势,可以互相补充,合理使用检查方法不仅可以减少资源浪费、减轻患者经济负担,也可以提高肛瘘的治愈率,减少并发症的发生,更好地保护患者肛门功能。充分发挥各检查方式的优势取长补短,尽可能的实现学科间的合作,进一步提高肛瘘的诊疗水平是肛瘘诊断方面的大趋势。适合的疾病阶段和特征应该采用最佳处理方式,各种辅助诊断手段更新、循证医学大数据的支持也都起到了非常重要的作用。介入技术的快速发展颠覆了众多疾病和学科的诊治指南,目前的介入诊治已经不再局限人体现有的血管和自然腔道,病理性的管道的介入侦测和定位也是介入的新的领域。科技手段的不断进步使我们了解更多的肛瘘的管道走行分布,检查的参数体位的不断修正,图形处理软、硬件的升级都是未来肛瘘治疗的坚实后盾。

肛瘘的治疗方面百花齐放、百家争鸣,中外学者继承和创新了众多的保守和手术治疗方式。但是没有一种治疗技术适合所有类型的肛瘘,因而肛瘘的治疗过程中,医师的经验和判断也是关键性的因素。充分了解各类治疗方法的适应证和优缺点是肛肠科医生的必备素质。疾病初期肛瘘尚未形成,仅仅是肛周脓肿阶段保守治疗显得尤为重要,中医药的"消散"方面的优势值得进一步巩固和研究,将其数据化、科学化,发挥中医药的治未病的优势,将肛瘘消灭在萌芽阶段。尽早地超声检查是值得重视的肛周脓肿或肛瘘脓肿期诊治环节。肛瘘切除、肛瘘切开术仍将是低位肛瘘的手术方式,括约肌外瘘或经括约肌瘘等高位复杂性肛瘘如拖线引流术式、黏膜瓣或皮瓣推移术被证明具有较高的治愈率且功能损伤较小,将来有必要进一步精准化和规范化。肛瘘栓、肛瘘镜(视频辅助下肛瘘治疗技术,video-assisted anal fistule treatment,VAAFT)、生物纤维蛋白胶及干细胞移植术都是肛瘘微创式的探索,未来更多技术进步一定可以提高它们的治疗率。介入技术也正在结合到目前的微创技术中,关注和爱护创新性的探索必将为肛瘘的微创治疗带来灿烂的明天!

有关肛瘘的预后有一个非常关键,也是非常重要的环节就是术后创面的维护。术后的换药同样可以降低肛瘘的发生概率,中医中药在术后的祛腐清创、引流促愈合方面独具特色。内治法和外治法相结合,或"托"或"补",中药促进肛瘘术后创面愈合屡建奇功。虽然目前的方法很多,但是仍然缺乏统一标准。中药促进肛瘘术后创面愈合药物种类繁多,膏、丹、丸、散、栓、汤、绳、垫,几乎没有及时总结、深入进行基础实验研究,没能规范并形成专利,难以进行科学的临床对照研究并形成指导临床的共识和指南。中药促进肛瘘术后创面愈合的作用机制尚不完全明确,在一定程度上限制了中药肛瘘术后的进一步推广应用。但随着中医辨证论治及临床评价标准的规范化,基础实验研究的科学开展,中药作用机制研究方法的不断突破,而且在大数据的基础上的循证防治模型的建立后,中药促进肛瘘术后创面愈合的疗效将进一步得到肯定,必将会有更加广阔的应用前景

中西医紧密结合、深入地研究肛瘘的发生机制,精细、准确地定位病灶起始,科学、合理地选择手术方式,积极、耐心地维护创面,时时刻刻把患者生存水平放在首位,我们相信肛瘘的诊治水平一定会登上一个新的台阶。

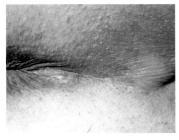
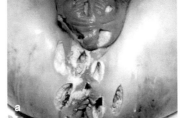
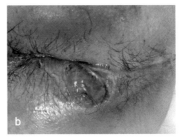

彩图1 尾骶囊肿伴肛瘘 　　　　彩图2 肛周坏死性筋膜炎

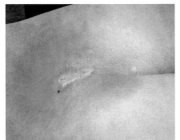

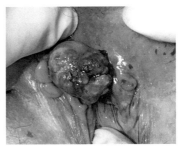
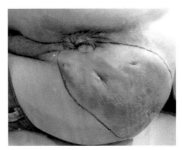

彩图3 藏毛窦 　　　　彩图4 肛管癌 　　　　彩图5 化脓性大汗腺炎

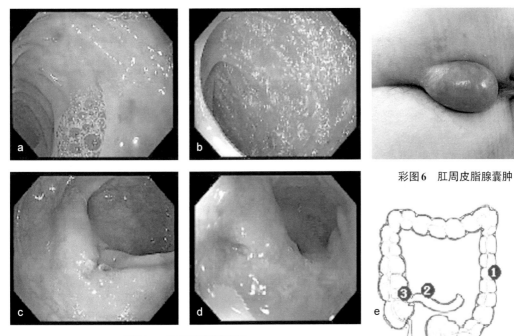

彩图6 肛周皮脂腺囊肿

彩图7 CD肛瘘肠镜表现

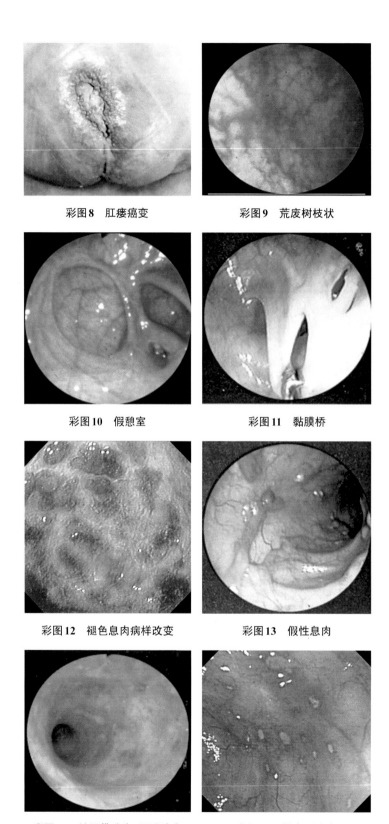

彩图8　肛瘘癌变

彩图9　荒废树枝状

彩图10　假憩室

彩图11　黏膜桥

彩图12　褪色息肉病样改变

彩图13　假性息肉

彩图14　结肠袋消失，肠腔狭窄

彩图15　散在形溃疡

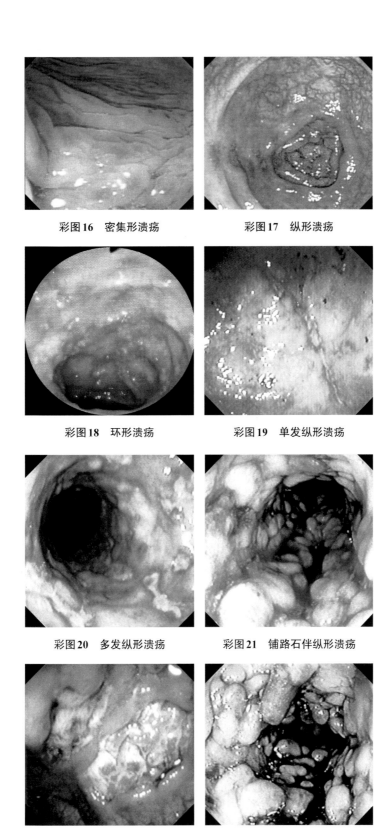

彩图16　密集形溃疡

彩图17　纵形溃疡

彩图18　环形溃疡

彩图19　单发纵形溃疡

彩图20　多发纵形溃疡

彩图21　铺路石伴纵形溃疡

彩图22　不规则溃疡

彩图23　铺路石

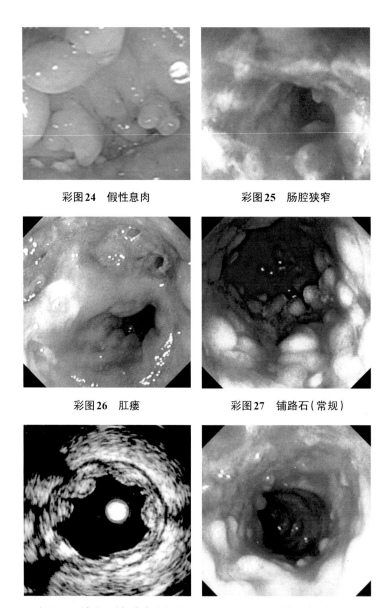

彩图24　假性息肉　　　　　　　　彩图25　肠腔狭窄

彩图26　肛瘘　　　　　　　　　彩图27　铺路石（常规）

彩图28　铺路石（超声内窥镜）　　　彩图29　假性息肉（常规）

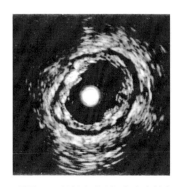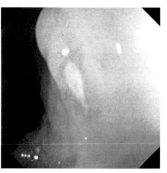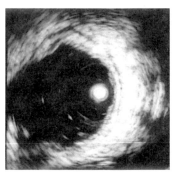

彩图30　假性息肉（超声内窥镜）　　彩图31　圆形溃疡（常规）　　　彩图32　圆形溃疡（超声内窥镜）

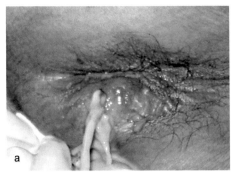
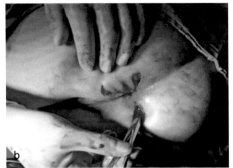

彩图 33

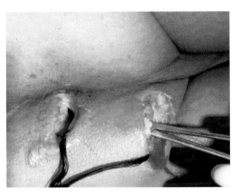

彩图 34 拖线

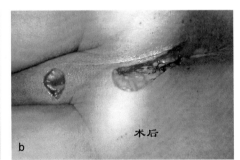

彩图 35 挂线

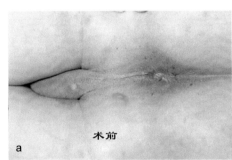

术前

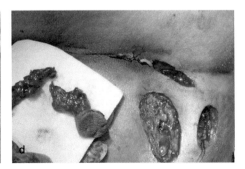

术后

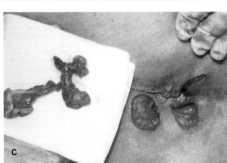
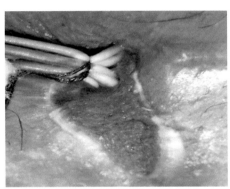

彩图 36 手术病例

a. 肛瘘术前；b～d. 肛瘘术后

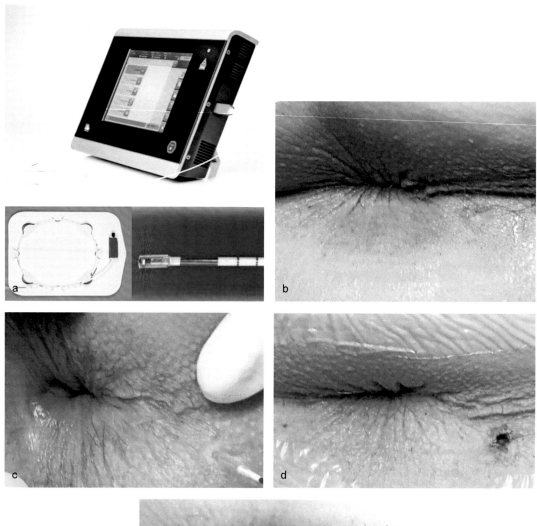

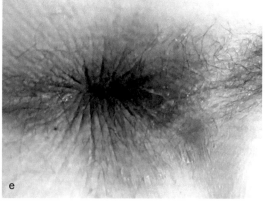

彩图 37

a. 设备；b. 术前；c. 术中；d. 术毕；e. 术后愈合